知りたい！サイエンス

中村好一＝著

疫学とはなにか

データと理論思考で探る病気の原因と予防

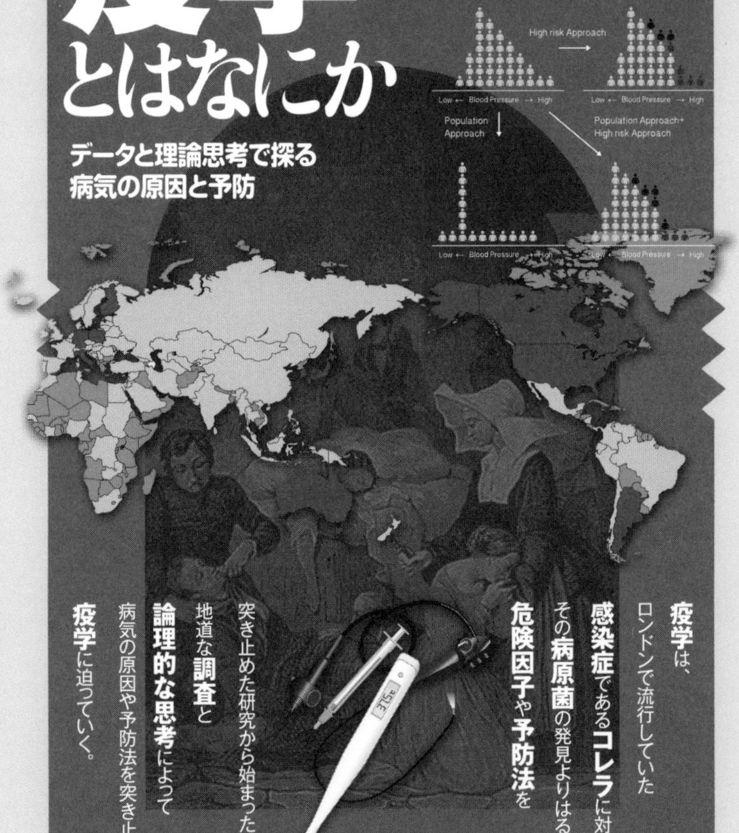

疫学は、
ロンドンで流行していた
感染症である**コレラ**に対して、
その**病原菌**の発見よりはるかに前に
危険因子や**予防法**を
突き止めた研究から始まった。
地道な**調査**と
論理的な思考によって
病気の原因や予防法を突き止める
疫学に迫っていく。

技術評論社

目次

第4章 症例・対照研究（プリオン病を例に） 53

第5章 その他の疫学研究 75

第6章 その他の疫学研究（自験例より） 95

第1章

疫学とはなにか

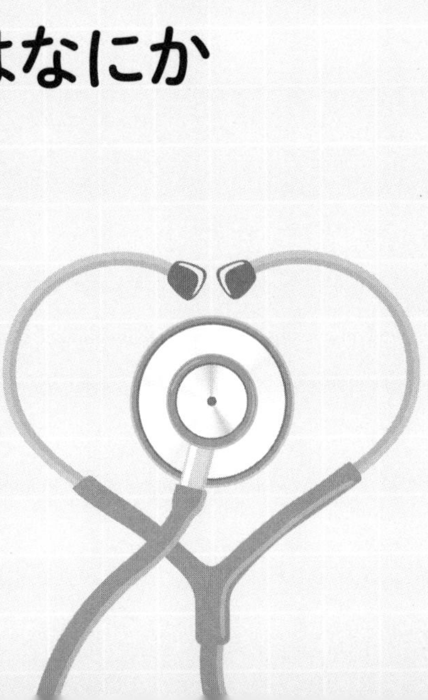

疫学のはじまり

疫学。以前は聞き慣れない言葉でしたが、最近はよく耳にするようになりました。一昔前までは、それほど一般的ではなかったように思います。

疫学の「疫」は感染症を意味します。従って、元来の疫学の意味は「感染症学」といっても良いでしょう。近代疫学の祖とされるジョン・スノウは、元来は麻酔科医でしたが、1850年代のロンドンでのコレラの流行に際して地図上にコレラによる死者をプロットしていきました（図1-1）。そうするとその中央に井戸があり、この井戸の水がコレラの原因だとして井戸を封鎖したところ、この地区からコレラが減少しました。あるいは、複数の水道会社別に供給人口あたりのコレラ死亡者数（死亡率）を求め、一方の水道会社の供給地区では他方の供給地区の5倍以上のコレラの死亡率であったことを明らかにしました。現在の常識で考えて頂きたくないのは、当時の井戸水や水道水は消毒という概念がなく(下記のように、コレラ菌が発見される前の話なので、当然です)、死亡率の高い水道会社はテムズ川の下流で取水をして、そのまま水道水として供給していた、ということです。

ここで注目して頂きたいのは、ロベルト・コッホがコレラ菌を発見したのが1883年でスノウのコレラ対策の約30年後という点です。

人の目には見えないもので病気が発生していくという認識があったとしても、コレラの原因であるコレラ菌がまだ発見されない時代に、疫学データで今日の知識から見ても正しい危険因子の同定や予防対策を行ったのです。

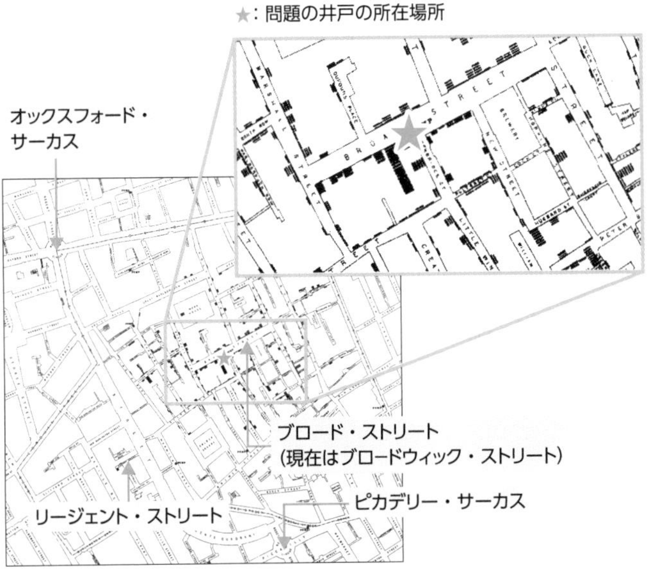

図1-1　1850年代のコレラ死亡者の地図（ロンドン、黒の横棒１本が１人の死亡）

疫学の目標

疫学とはこのように、人間集団の間でどのように病気が起こっているのかを詳細に観察して、その病気の危険因子を明らかにする手法です。もう少し詳細にいえば、筆者は疫学を人間集団における健康状態とそれに関連する要因の分布を明らかにする学問と定義しています。そして、疫学の目標として、

(1) 疾病の予防

(2) 寿命の延長

(3) 生活の質 (quality of life、QOL) の向上

としています。

前述の通り、疫学は感染症から始まりました。しかし、歴史の中でその守備範囲を広げ、がんや循環器疾患 (脳卒中や心臓病など) などの慢性疾患 (生活習慣病)、さらに病気だけではなく事故や自殺、あるいは健康の疫学、遺伝疫学、臨床疫学といった分野にまで範囲が拡大しています。むしろ、世の中の疾病構造の変化 (感染症から慢性疾患へ) に伴い、疫学の発端である感染症が相対的に小さくなる傾向にありますが、2020年の新型コロナウイルス感染症の世界的な流行により、息を吹き返した感があります (歓迎しているわけではあ

りません）。近年盛んに言われている根拠に基づく医療（evidence-based medicine、EBM）では、根拠のレベルとしてその根拠を生み出した疫学研究の方法別に高低が議論されます。その背景として、疫学研究の次のような特徴があります

それは、前述の通り、疫学（研究）は人間集団を対象としているからです。研究成果の妥当性を議論する場合に、内的妥当性と外的妥当性に分けて議論します。得られた結果がバイアス（本書で後ほど説明します）などの影響を受けずに、どの程度真実の姿を反映しているか、ということを内的妥当性といいます。一方、得られた結果が他の集団にも当てはまるか、という点が外的妥当性です。動物実験は、その結果がそのまま人間に当てはまるか、という点で大きな問題があり、人間に対しては外的妥当性が低いということになります。疫学研究はそもそも人間を対象としているので、動物実験よりは人間に対しての外的妥当性が高いと言うことができます。一方でよく言われるのが、「人種や日常生活習慣が異なる米国での（疫学）研究結果がわが国でも当てはまるか?」という話ですが、これも外的妥当性についての議論です。

例えば、世界保健機関（World Health Organization、WHO）の組織である国際がん研究機関（International Agency for Research on Cancer、IARC）は人間に対するさまざまな物質などの発がん性の評価を行い、リストを公表しています（https://monographs.iarc.fr/agents-classified-by-the-iarc/）。このリストの「Group 1」は「Carcinogenic to humans」（人間に対して発

がん性あり）ですが、ここで指定されている物質などはすべて疫学データで確認されているものです。逆に、疫学データがないと、動物実験などで発がん性が確認されていても「Group 2A」以下にしかなりません。この事実からも、人間に対する影響という点で疫学がいかに重要かが分かります。

曝露と帰結

もう1点、疫学の特徴があります。筆者の疫学の定義の「健康状態」を帰結（outcome）、「関連する要因」を曝露（exposure）ということができます。例を挙げれば、「喫煙」が曝露、「肺癌罹患」が帰結です。疫学では両者の関係を表1-1のように単純化して検討します（実際には複雑なのですが、その一端は後の章で紹介します）。この表から想像できるように、疫学では曝露と帰結の分布を観察するだけで、曝露と帰結発生の機序（メカニズム）については不問でも構わない（もちろん、分かるに越したことはありませんが）という特徴があります。しかし、機序が明確でなくても曝露群では非曝露群と比較して帰結発生頻度が高いことが判明すれば、曝露を減らすことによって帰結を減らすことができる、従って予防が可能となる（喫煙と肺癌に置き換えると、よく分かると思います）ということです。前述の

IARCのClass 1の中にも機序が明確でないものも結構あります。

本書の以下の章ではこれまでの筆者の経験を交えながら疫学の紹介を行って行きます。

表1-1. 疫学における曝露と帰結の関係

		帰結		合計
		あり	なし	
曝露	あり	a	b	a＋b
	なし	c	d	c＋d
合計		a＋c	b＋d	a＋b＋c＋d

この表の本質的な部分は太枠の中なので、2×2分割表と呼ぶ。曝露と帰結が無関係であれば、a÷（a+b）＝c÷（c+d）となる。曝露が帰結の危険因子であれば、a÷（a+b）＞c÷（c+d）となる。

Column

ロンドンの名所

疫学に関連した英国ロンドンの観光名所案内。まずはパブ「ジョン・スノウ」。図1-1に示した井戸の位置にあります。外にスノウの肖像画が大きく掲げられており、少し裏通りではありますが難なく見つけることができます。パブなので当然、誰でも利用することができます（クラブは会員とその招待客のみで、一般の人は立ち入ることができません）。あまり目立ちませんがブロードウィック・ストリート側に井戸があった位置を示す鋲があるので、探してください。

テムズ川を挟んでウェストミンスター宮殿（ビッグベン）の対岸にあるセント・トーマス病院は日本の疫学の祖とも言われる高木兼寛（東京慈恵会医科大学の創始者）が留学していた病院です。後に海軍の軍医として脚気対策に取り組み、軍艦ごとに食事を変えて脚気の危険因子を食事として捉えて、問題を克服しました（介入研究）。英国流の実践疫学の象徴と理解することができます。一方で、同様に脚気対策に取り組んでいた陸軍ではドイツ流の細菌学のドグマにとらわれて、「脚気菌」の発見に勢力を費やしました（森林太郎［鷗外］は中心人物の1人）。筆者の英国の師匠であるWalter W. Holland先生（故人、標準的な公衆衛生学の教科書である「Oxford Textbook of Public Health」の第3版までの筆頭編者）もこの病院に所属しておられて、1度，内部を案内していただいたことがあります。病院の敷地内に近代看護の祖であるナイチンゲールの博物館があります。ナイチンゲールは疫学と隣接する統計学にも造詣が深く、これに関連する展示も数多く見ることができて、参考になります。

日本語のガイドブックではあまり紹介されていない「穴場」です。

第2章

「人」「場所」「時間」を明らかにする記述疫学

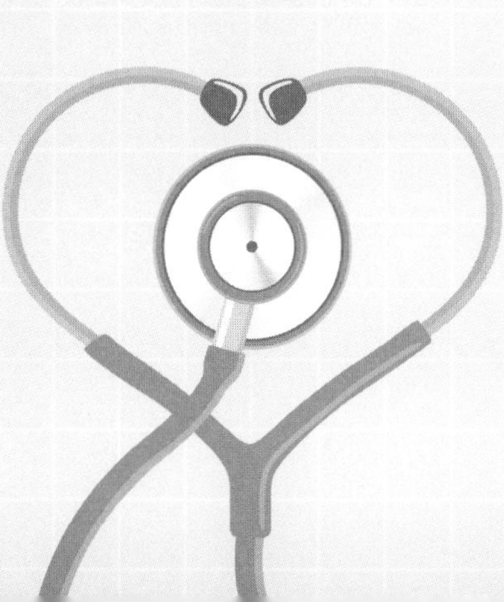

ここから3つの章は、筆者の経験を元に疫学の実例と、問題点などを紹介いたします。まずは川崎病の疫学研究を例にして、記述疫学について解説します。

記述疫学

疫学では曝露と帰結の関連を明らかにする、と前の章では説明しました。疫学の手始めとして記述疫学があります。記述疫学では曝露（例えば喫煙）か帰結（例えば疾病）の一方に絞ってその頻度と分布（後述しますが、人、場所、時間の視点から）を明らかにします。例えば特定の集団の喫煙率の観察、特定の集団におけるある病気の罹患率（人口あたりの一定期間［例えば1年間］に新たにこの病気に罹患した人の数）、有病率（ある時点でのこの病気にかかっている人の割合）、死亡率（人口あたりの一定期間にこの病気によって死んだ人の数）などを明らかにします。他の疫学研究の基礎データになると共に、行政施策などによる対策の基礎資料にもなります。

川崎病とは

川崎病は主に小児が罹患する発熱や発疹を主体とした病気です。1967年に川崎富作博士（2020年逝去）が最初に報告（この時の論文は日本川崎病学会のサイトhttp://www.jskd.jp/から入手できます）したためにこの様な名前がついていて、国際的にも「Kawasaki disease」です。日本人の名前がついた病気の中で、おそらく最も患者数が多い疾患でしょう。神奈川県川崎市とは全く関係ありません。

川崎先生が本疾患を報告して以来、わが国では約35万人、世界中で60以上の国・地域から患者が報告されていますが、いまだに原因がわかっていません。しかし、この疾患の本態は全身の血管炎であることは明らかにされていて、後述のように、特に心臓の冠動脈の病変が問題となります。2020年に世界的に流行した新型コロナウイルス感染症に関連して、外国からは新型コロナウイルスと川崎病の関連を示唆する報告も数多く出ましたが、わが国ではほとんどありません。原因がわかっていないため、検査などによる確定診断をすることが出来ず、表2-1に示す診断の手引きを作成して症状より「川崎病」という診断を下しています。表2-1に示す症状は日本川崎病学会のサイトで写真で示されていますので、興味がある方はそちらをご覧ください。

この疾患の大きな問題点の1つは、表2-1にも示すように、冠動脈

（心臓を取り巻く、心臓の筋肉に血液を供給する動脈）の拡大や瘤を中心とした心臓の病変・後遺症を起こすことです。以前（1980年代）は患者の約15~20%、近年は急性期（発病から下熱するまでぐらいと考えて良いでしょう）の治療法の進歩から数%（2017年、2018年の2年間の患者を対象とした全国調査では2.6%）の患者で心後遺症を残しています。このような患者は長期間に渡る服薬の継続や、場合によっては運動制限なども必要となります。

表2-1. 川崎病の主要症状（診断の手引きより）

1．発熱
2．両側眼球結膜の充血
3．口唇、口腔所見：口唇の紅潮、いちご舌、口腔咽頭粘膜のびまん性発赤
4．発疹（BCG接種部位の発赤を含む）
5．四肢末端の変化：
（急性期）手足の硬性浮腫、手掌足底または四肢先端の紅斑
（回復期）指先からの膜様落屑
6．急性期における非化膿性頸部リンパ節腫脹

7．6つの主要症状うち、経過中に5つ以上を呈する場合は川崎病と診断する。
4主要症状しか認められなくても、他の疾患が否定され、経過中に冠動脈病変を呈する場合は川崎病と診断する。

川崎病全国調査

1967年に原因不明の新しい疾患が報告されたため、まずは実態解明と言うことで1970年に川崎病全国調査が実施されました。疫

学は曝露と帰結の観察、と第１章で述べましたが、疫学研究においては曝露も帰結も定義するものです。帰結（＝病気）を定義するというのは奇異に感じるかも知れません。しかし、たとえば「胃癌」と一口に言っても、X線写真で診断されたものと内視鏡検査で診断されたもの、病理学的に診断されたもの（これが一番確実です）では実態が異なります。相互比較を行う場合などでは特にこの点が問題となります。そこで川崎病全国調査を実施する際にも「診断の手引き」を作成し、これに合致する例を「川崎病」として報告を求める、という手法を採用しました。

定義の問題は2020年の新型コロナウイルス感染症流行の際に指摘されました。都道府県によって新型コロナウイルス感染者の「重症例」の定義が異なり、幸い、大勢に影響はありませんでしたが、厳密に言えば問題でした。国できちんと定義した上でデータ収集・公開を行うべきでした。

上述の現在使用されている診断の手引きは1970年の最初のものから数えて都合６回に渡る改訂を経た「改訂第６版」ですが、基本的な項目は1970年のオリジナルと変わりはありません。改訂ごとに基本的な概念の変更がないようにと、注意深く改定作業を行った結果です。これも相互比較の問題で、診断の手引きが大幅改訂されれば、観察しているものが変化し、疾病頻度の時間的な変化が真に時間的な変化なのか、それとも定義の変化なのかが分からなくなることを防いでいます。

1970年の第1回全国調査以降、概ね2年に1回の頻度で全国調査を実施してきて、最近のものは前述の通り2017年、2018年の2年間の患者を対象として2019年に実施した第25回調査です。全国の100床以上で小児科を標榜する病院、および100床未満の小児専門病院すべてを対象に調査票を送付し、対象期間中の患者で診断の手引きに当てはまる症例をすべて報告していただいています。近年の回収率（病院ベース）は約70%強ですが、全川崎病患者の約90%を補足していることを別のデータで確認しています。回収率も非常に重要で、理論的には100%でない限り結果に偏り（バイアス、実態と観察結果の間のズレ）が生じますが、回収率が高いほど偏りが小さいことは直感的にご理解いただけるでしょう。回収率を上げるために相当の研究費（謝礼として配布しているわけではありません）と労力をつぎ込んでいます。このようにしてわが国における川崎病の実態（疫学像）を明らかにしてきました。

2021年には2019年、2020年の患者を対象とした第26回全国調査を実施しています。

川崎病全国調査の結果は自治医科大学公衆衛生学教室のサイトで初期のものを除いてすべて公開しています（https://www.jichi.ac.jp/dph/inprogress/kawasaki/）。

記述疫学の3つの視点：人、場所、時間

このようにして得られた患者の実態を疫学像と呼んでいます。記述疫学は疫学像を明らかにする研究と言うこともできます。川崎病全国調査では一部臨床的な事項（心後遺症など）も含まれているので、このような部分は臨床疫学像と呼ばれています。

疫学像を観察・提示する際に、3つの視点があります。すなわち、「人」、「場所」、「時間」の観点から疾病の発生状況を明らかにします。表2-2にそれぞれの視点の詳細を示します。以降、川崎病の疫学像をこの3つの視点から説明します。

表2-2. 川崎病の疫学像

視点	項目	特徴
人	性	男：女＝1.3～1.4：1
	年齢	出生直後は少なく、0歳後半をピークとする一峰性の分布
	人種	日系人＞アジア系＞アフリカ系米国人＞白人（米国での観察）
	同胞例（患者の約2％）、親子例（同約1％）の存在	
場所	世界	60以上の国・地域からの報告（流行もあり）
	国内	流行の移動（過去3回の全国的な流行の際に）
	小地域	離島や団地内での患者の集積
時間	全国	過去3回に渡る全国的な流行
		患者数・罹患率の上昇
	季節変動	冬場に多く、夏場にもやや多発．秋には少ない？
		外国では異なる時期に患者多発

本文では触れていない事項も含む

図2-1は川崎病の年齢（月齢）別罹患率を性別に示したものです。一目で分かる様に、出生直後では罹患率は低く、0歳後半で最高となり、それ以降は年齢と共に低下しています。また、女児と比べて男児の罹患率は高いのですが、0歳の乳児期ではその差はあまり目立たず、2歳から5歳の間で差が大きなことが分かります。

図2-2は2015年から2018年の都道府県別の罹患率を地図上で示したものです。後述しますが、近年は川崎病の罹患率は年々上昇しているため、近年ほど罹患率が高い都道府県が多くなっています。2018年には多くの都道府県で高い罹患率を呈してますが、東北地方では高い罹患率の県はみられません（これをどのように解釈するのかは、難しいのですが）。

これまでに世界各国から川崎病に関する論文が1万4千編以上（2021年3月5日現在14,028編）公表されていますが、これを元に国・地域別の発生状況を示したのが図2-3です。川崎病はこれまでに60以上の国・地域からの患者発生が報告されていますが、熱帯地方から寒冷地方まで南北に幅広く分布しているのが特徴です。この地図で筆者が最も注目するのは朝鮮半島で、韓国では川崎病の流行が観察されているのに、北朝鮮からは今日に至るまで患者の報告がありません（2020年の新型コロナウイルス感染症でも同様の傾向が見られました）。

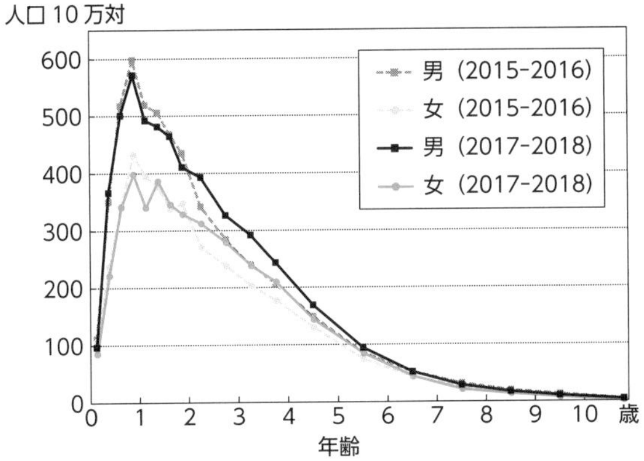

図2-1　川崎病年齢別罹患率（年次・性別）
（2015-2016年平均、2017-2018年平均）

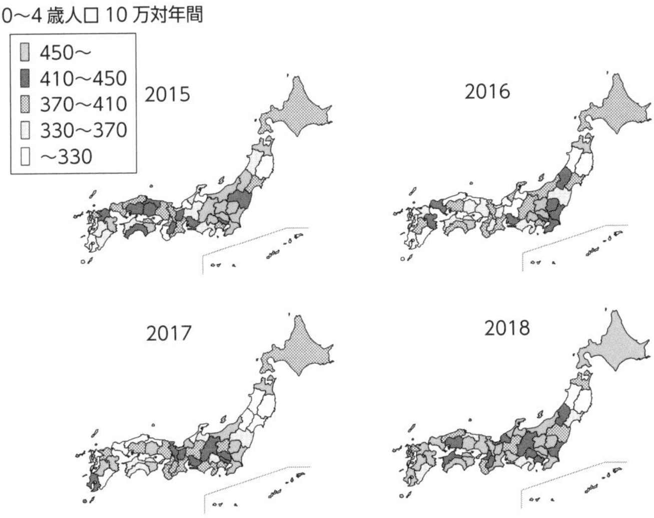

図2-2　川崎病都道府県別罹患率（年次別）

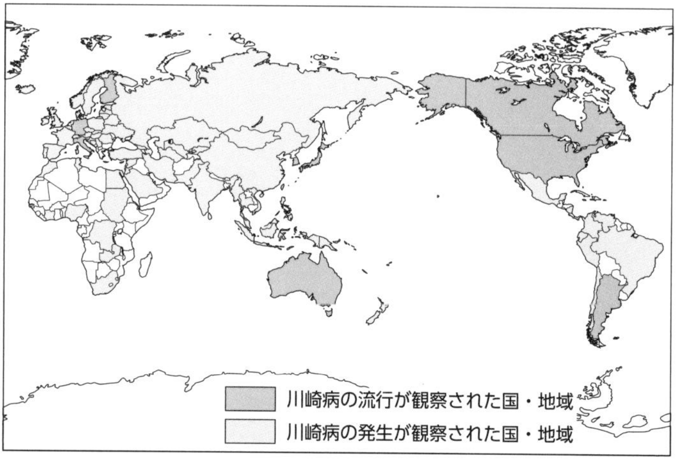

図2-3 世界各地での川崎病発生状況（1万4000件以上の文献検索による）

図2-4に川崎病罹患率の年次推移を示します。1979年、1982年、1986年と過去3回、全国的な流行がありました。この時に「川崎病3年流行説」が密かに唱えられ、1988年頃から「そろそろ次の流行か」と推移を見守っていました。しかし、4度目の全国的な流行は起こりませんでした。一方で1990年代半ばより患者数・罹患率は状に上昇し始め、最近の罹患率は過去3回の全国的な流行が観察された年よりも高くなっています。図2-5に月別患者数の推移を示します。2017年、2018年は少し傾向が崩れましたが、1月に最も患者が多く、夏場にもやや上昇が見られています。興味深いことに、韓国や台湾では5月、6月を中心とした初夏に、インドでは11月に患者数の増加が報告されています。

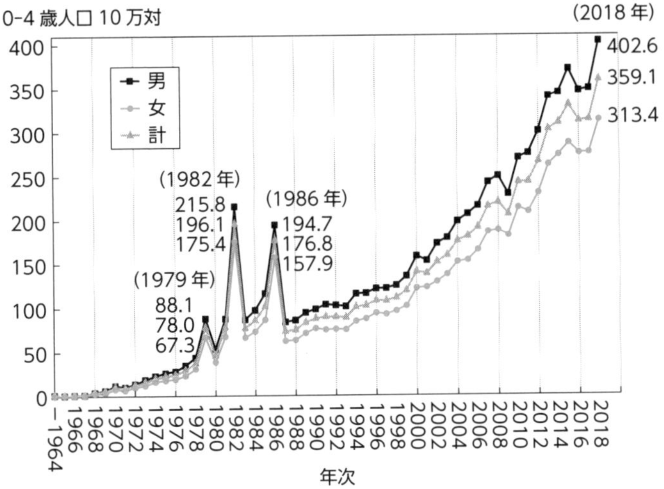

図2-4　川崎病年次別罹患率（性別）

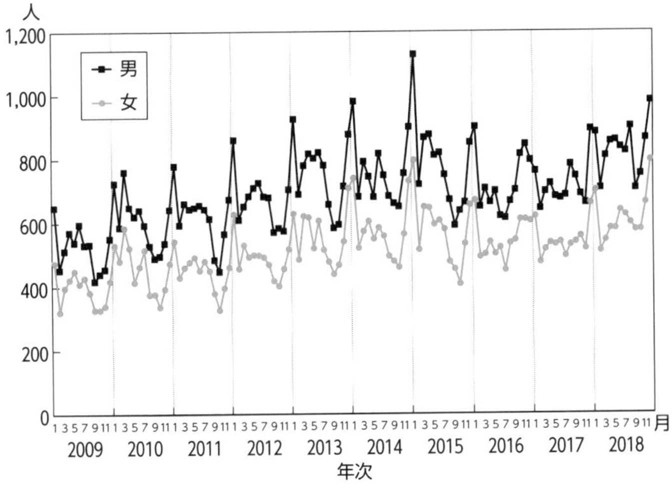

図2-5　月別川崎病患者数（性別、2009-2018年）

表2-2に川崎病疫学研究で明らかになったこの疾患の特徴を示します（ここまでで説明していないことも含みます）。

記述疫学から分かること

以上のような記述疫学の結果はどのように活用されるのでしょうか。まず第1点は、**対策や研究の基礎資料としての活用**です。ある病気に対して対策を検討するとしても、患者数や年齢分布、地域分布などが分からなければ対策の講じようがありません。全国で数千万人いる高血圧対策と、一部の難病の様に患者が数十人から数百人しかいない疾患では医療や福祉を含めて対応が異なることは容易に想像できるでしょう。また、以下の章で述べますが、記述疫学に続く疫学研究方法論が対象疾患の頻度によって異なってきます。比較的頻度が高い疾患では将来にわたって患者の発生を観察する縦断研究が可能ですが、稀な疾患では多くの健常者を対象に観察を継続しても少数の患者しか発生せずに、研究として成立しないため、別の研究方法を使う必要が出てきます。さらに、過去の全国調査の結果から、わが国にはすでに10万人を超える川崎病の既往を持つ成人と、1万人以上の心後遺症を持つ者がいることが分かります。心後遺症を持つ患者は小児循環器医から（成人の）循環器内科医への移行が課題となります。また、前述の通り、川崎病の本態は全身の血管炎で、循環系が幼弱な乳幼児期の血管炎は将来の動脈硬化を促進するという仮説があります。これを支持するデータと、支持しない（川崎病の既往がない人と進展度は変わらない）というデータが併存（臨床データ、病理所見など）していますが、動脈硬化の進展が促進されるとすると、川崎病の既往が中年期以降の脳血管疾患（脳卒中）や虚血性心疾患（心筋梗塞など）などの危険因子となります。このような人がどの程度の数存在するかを明らかにしておくことも重要でしょう。

もう一つ重要な点は、疾病の危険因子（原因）に関する仮説の形成です。川崎病に関して言えば、記述疫学像から発生要因として「感受性のある宿主（ホスト）に対して微生物が引き金となって発生する」という仮説が導き出されます。詳細は表2-3に示すとおりですが、少し詳しく説明すると、引き金（トリガー）となる微生物は1種類ではなく、複数あるとすれば

（1）夏と冬ではトリガーが異なる

（2）国際的に見てトリガーが異なる（だから、季節性が異なる）

ということで疫学像の説明がつきます。

表2-3. 川崎病の原因に関する仮説の形成

微生物の関与を示唆する特徴
・過去3回の全国的な流行 ・患者数・罹患率の上昇 ・乳児期後半にピークを持つ一峰性の年齢分布 ・地域集積性、小地域での関連のある患者発生 ・流行の季節性 ・同胞例の存在
宿主側の要因を示唆する特徴
・低い罹患率（予防接種がない時代の麻疹や水痘と比較して） ・人種差 ・親子例の存在 ・同胞例の存在

図2-6は少し古いデータですが、兄弟例における発症間隔の分布です。同日発症と約1週間に山が見られますが、同日発症は同時罹患、1週間が潜伏期間と考えれば説明がつきます。出生直後の低い罹患率は母胎からの移行免疫（胎内での母親からの免疫の移行や、母乳を介しての移行など）で、これがなくなる0歳児後半で患者が増え、その後は集団免疫が付いてくるために罹患率が低下すると考えると説明がつきます。ただし、川崎病の患者から他の小児へ病気がうつったという報告はなく、川崎病の患者を入院させる際も、特別な事情がない限り個室ではなく大部屋です。

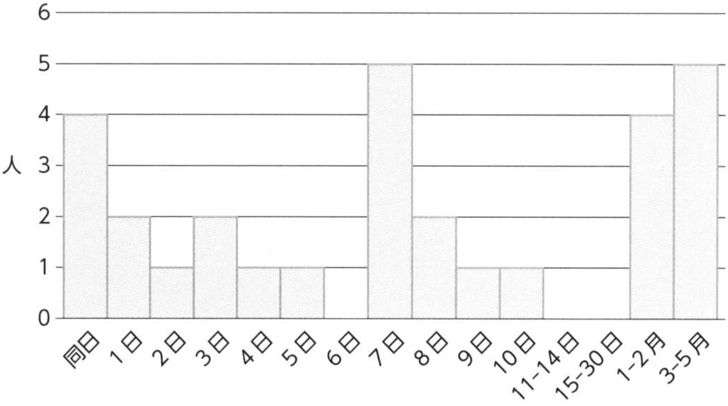

図2-6　川崎病兄弟例の発症間隔の分布
（Fujita Yら. Pediatrics 1989;84:6669　図2を改変）

一方で、麻疹（はしか）や水痘（水疱瘡）の予防接種がない時代の罹患率（筆者が子どもの頃は、幼稚園で1人がクラスにこのような病気を持ち込むと、3分の1から半数の子どもが罹患していました）と比較すると低いことは、感受性のある宿主（ホスト）にだけ川崎病が発症するという仮説を支持します。同胞例の存在は微生物の関与と共に宿主側の要因、親子例（親に川崎病の既往があると、子どものリスクは約10倍になります）の存在や罹患率の人種差は宿主側の要因を示唆します。世界中で遺伝子解析も数多く行われ、いくつかのリスクを上昇させる遺伝子も報告されていますが、決定的なものではないのが現状です。

なお、国際的な川崎病の分布で最も興味があるのが朝鮮半島であると述べましたが、これは原因究明に関連しています。北朝鮮からの

患者報告がないのは、

(1) 本当に患者がいない

(2) 患者はいるが診断が付かない

(3) 診断も付いているが報告していないだけ

のいずれかですが、どれなのかは非常に関心があります。すなわち、北朝鮮と韓国は人種的には同一、しかし一般人の交流はない状態で、韓国と北朝鮮の対比により、原因に関する何らかのヒントを得ることができるかもしれません。以前はモンゴルからも患者の報告がありませんでしたが、筆者の教室にモンゴルからの留学生が来た際に同国で日本の全国調査と同様の調査を実施し、患者がいることが判明しました。講演などで「次は北朝鮮からの留学生を待っている」と言って笑いを取っています。

この章の終わりに

以上の様に、記述疫学は特定の疾患に関する観察の端緒として重要なデータと仮説、場合によっては適切な予防法（スノウのコレラがその例）を提供します。しかし、一部の疫学者も含めて、簡便に経費をかけずに実施できるので後述の分析疫学と比較するとレベルが低いと誤解されていることは、残念です。中には数字を適当にまとまとめれば「記述疫学」(本当は、「疫学」の名前にも値しないのですが) と思っている人もいます。しかし、病気の現状を正確に把握する、偏り (バイアス) の少ない結果を得るためには相当の労力と経費が必要です。筆者は記述疫学こそ疫学の基本であり、これをきちんと行うことが出来ない研究者は「疫学者」と称するべきではないと信じています。

Column

国際疫学会（International Epidemiological Association）

国際疫学会（http://ieaweb.org/）は疫学に関する国際的な組織（学術団体）で、世界中から約1600人の疫学者が会員として参加しています。主な学術活動として機関誌「Internatinal Journal of Epidemiology」 の刊行と、3年に1度の学術総会（World Congress of Epidemiology）があります。世界保健機関（WHO）の公式協力機関で、学会の地域区分はWHOのものと一致させていて、日本は西太平洋地域に所属しています。

1957年9月にオランダのNoordwijkで第1回総会が開催され、それから60年後の2017年8月に日本（さいたま市）で第21回総会を開催しました。著者は1957年10月生まれで、開会式の挨拶で「IEAも私もちょうど還暦で…」と挨拶しましたが、意味が通じたかどうか…。なお、この時のわが国での開催は2回目で、最初の開催は1996年8月に名古屋で青木國雄先生（現名古屋大学名誉教授）が主催されて行われました。

第22回総会は2020年9月にオーストラリアのメルボルンで予定されていましたが、コロナウイルス感染症蔓延のため1年延期されました。2021年9月にウェブと現地でのハイブリッド開催の予定です（2021年3月現在）。

第3章

長年の調査から明らかにする追跡研究

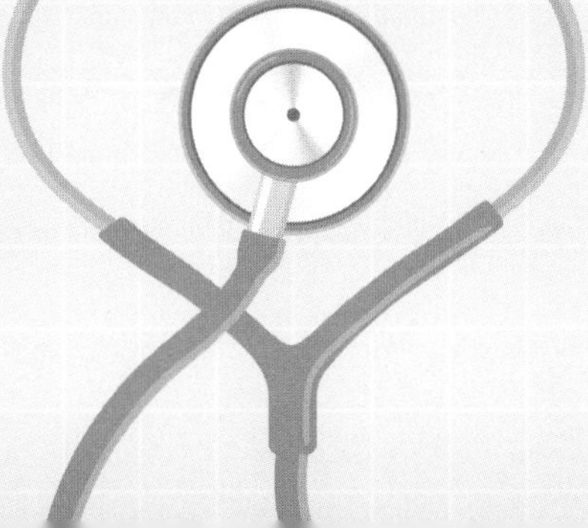

再び川崎病を例に、追跡研究を紹介します。同じ疾患を例として取り上げるのは「芸がない」と言うことは自覚していますが、次の章のプリオン病を含めて、自分で行った研究以外では詳細な説明は難しいと判断して、自家薬籠中の物で勝負していることにご理解ください。

川崎病の長期に渡る問題点

川崎病については前章で説明しましたが、多くの患者にとっては急性の疾患で、心後遺症もなく完治します。しかし、数パーセントの患者で冠動脈瘤などの心後遺症を残し、長期に渡る治療・管理が必要な場合があります。また、まだ結論が出ていませんが、心後遺症の有無にかかわらず、全身の血管炎である川崎病の既往が将来の動脈硬化を促進するという仮説があることを紹介しました。これらの課題を解決するためには、心後遺症の有無にかかわらず、川崎病の既往がある者を長期間にわたって追跡し、将来の状況を明らかにする必要があります。もし、川崎病の既往が将来の動脈硬化を促進するのであれば、川崎病既往者が中年以降になった際に脳血管疾患（脳卒中）や心筋梗塞などの虚血性心疾患の発生頻度が既往を持たない人よりも高くなる可能性があります。これを明らかにするために、6,576人の川崎病既往者の追跡を行っています。

なお、川崎病患者の追跡は医療機関ベースでも行われていますが、そのほとんどが心後遺症により医療機関受診が必要な患者を対象としており、心後遺症を持たない既往者まで含んだ追跡はこの研究が唯一のものです（筆者の勉強不足かもしれませんが）。

川崎病追跡研究の実際

追跡の概要は図3-1に示すとおりです。第8回〜第12回川崎病全国調査のデータを基にして、当時の研究班に所属する小児科医の病院を中心に52病院の協力を得て、結果の解釈が難しくならないように

(1) 確実例（表2-1に示した判断基準に満たない不全型を除外）

(2) 初発例（再発例を除外）

(3) 発病第15病日以内の初診例（紹介患者を除外）

(4) 日本国籍所持者（後述の通り、日本国籍がないと住民票・戸籍による追跡が不可能）

に追跡対象者を限定し、これらの要件に該当する全患者6,576人を医療機関を最初に受診した日から2009年末日、または死亡日の早い方まで追跡しました。

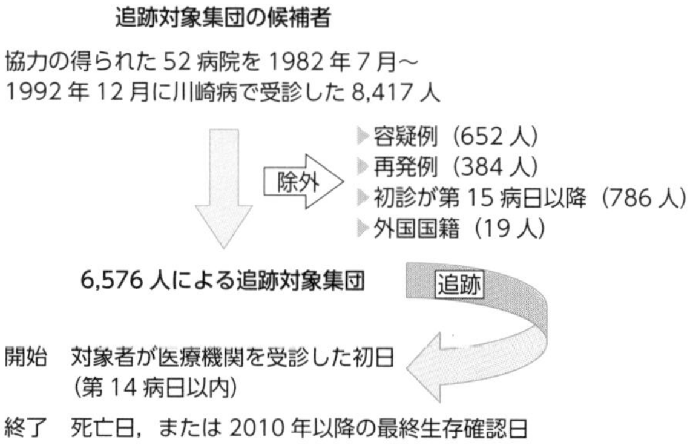

図3-1　川崎病追跡研究の概要

追跡は、当初は医療機関の受診で確認できましたが、受診しない既往者や、後遺症がなく医療機関でのフォローが終了した既往者の追跡が不可能なため、このような場合には居住地の市町村役場から住民票の写しを取り寄せて生死の確認を行いました。当初は住民票の写しの入手は比較的容易に行えたのですが、次第に厳しくなり、最終的には法務省の許可を得た上で本籍地の市町村役場から戸籍抄本を取り寄せて生死の確認を行いました。死亡が確認された追跡対象者は、これも法務省の許可を得て、死亡届に付いている死亡診断書の写しを入手し、死亡原因を明らかにしました。

追跡開始時の性・年齢・心後遺症の有無の分布、追跡終了時(2009年末日)の状況は表3-1に示すとおりです。追跡開始時（=川崎病急性期）の性・年齢分布は全国調査で示されているものとほとんど同一、心後遺症を持つ患者の割合は現在の状況と比較すると高いのですが、1980年代から1990年代初頭はこの程度のものでした。

2009年末までに平均追跡期間22.6年で、

・生存の確認者6,576人

・死亡46人

・追跡できなかった者30人

となりました。46人の死亡の原因は表3-2に示すとおりです。

表3-1. 追跡開始時と終了時の状況（6,576人）
性別の割合　男：3,760（57.2）　女：2,816（42.8）

年齢	追跡開始時	2009年末日
0歳	2,054（31.2）	
1歳	1,820（27.7）	
2歳	1,048（15.9）	
3歳	654（9.9）	
4歳	452（6.9）	
5－9歳	531（8.1）	
10－14歳	17（0.3）	
15－19歳		588（8.9）
20－24歳		2,817（42.8）
25－29歳		2,918（44.4）
30－34歳		380（5.8）
35－39歳		17（0.3）
追跡不能		30（0.5）
死亡		46（0.7）

（ ）内はパーセント
心後遺症あり　1,003（15.3）

表3-2. 死亡者46人の死亡原因

急性期（初診後2か月以内）の死亡（8人）	
川崎病（7人） 自宅の風呂での溺死（1人）	
急性期以降の死亡（38人）	
川崎病による者（4人）	川崎病による冠動脈不全（2人） 川崎病による心筋梗塞（2人）
川崎病が疑われる者（3人）*	水泳中の溺死（1人） 急性心筋梗塞（1人） 急性心不全（1人）
川崎病以外の死因による者（31人）	循環器系の先天異常（4人） 悪性新生物（7人） その他の病死（5人） 不慮の事故（5人） 自殺（7人） 他殺（親子心中、2人） 向精神薬による中毒死：事故か自殺か不明（1人）

＊：死亡診断書に「川崎病」の記載がないが、川崎病による死亡が疑われる者．いずれも心後遺症あり

さて、この46人の死亡が多いのかどうか、どのように評価したらよいでしょう？　川崎病の既往がなく、性や年齢が同様の6,576人を対照群として設定し、川崎病既往群と死亡者数を比較すれば良いのですが、そのような準備はしていませんでした。そこで、わが国全体の死亡率を人口動態統計（死亡診断書を基にして厚生労働省が作成している統計）から求め、これにより「もし、この川崎病既往群6,576人が人口動態統計と同じ死亡率で死亡したのであれば、何人死亡したはずであったか」という「期待死亡数」（英語のexpectedの日本語訳です。英語のexpectedには日本語の「期待」とは異なり、希望するといった意味はなく、「理論的に計算すると」と言った意味合

いです）を計算し、実際の死亡数（観察死亡数）との比（観察死亡数／期待死亡数）を計算し（標準化死亡比と言います）、この集団の死亡率の評価を行いました。例えば標準化死亡比が2であれば、この集団の死亡率は全国の死亡率と比較して2倍高いということが分かります。

実際に求めた標準化死亡比とその95%信頼区間（後ほど説明します）を表3-3に示します。全体では期待死亡数は45.6で観察死亡数とほぼ同じ(従って標準化死亡比は1.00)、急性期以降では心後遺症あり群では死亡率が上昇していることが判明しましたが、心後遺症なし群では死亡率の上昇は見られませんでした。なお、心後遺症あり群の14人の死亡者のうち13人は男で、この群の男だけで計算すると標準化死亡比は2.27となります（表には出していませんが、男女別の計算も行っています。興味がある方は元の論文をご覧下さい：https://www.jstage.jst.go.jp/article/jea/23/6/23_JE20130048/_pdf/-char/ja）。心後遺症を持つ急性期以降の死亡者14人の死亡原因の内訳は川崎病による者4人、川崎病が疑われる者3人、川崎病とは関係ないと考えられる者7人(病死3人、自殺3人、事故か自殺か不明1人)でした。疑いを含めて川崎病による死亡者を7人、無関係と思われる者を7人と考えると、この集団の期待死亡数7.5人と観察死亡数14人の差の6.5人が超過死亡となり、死亡の原因（疑いを含めて川崎病による死亡7人）と近似しています。

表3-3. 追跡の結果（標準化死亡比とその95%信頼区間）

	観察死亡数 (O)	期待死亡数 (E)	標準化死亡比 (O/E)
全期間	46	45.6	1.00 (0.73-1.34)
急性期（初診後2か月以内）	8	1.0	8.20 (3.53-10.1)
急性期以降（初診後2か月以降）	38	44.7	0.85 (0.60-1.17)
├心後遺症あり	├14	├7.5	1.86 (1.02-3.13)
└心後遺症なし	└24	└37.2	0.65 (0.41-0.96)
死因別観察			
悪性新生物	7	5.0	1.41 (0.56-2.89)
不慮の事故*	7	14.0	0.50 (0.20-1.03)
自殺	7	9.5	0.73 (0.30-1.52)

*：他殺を含む

なお、自殺7人は多いような感じもしますが、2019年の人口動態統計では15-39歳の死亡原因の第1位は自殺であり、標準化死亡比は1以下で、この世代では自殺による死亡が深刻であることが実感できます。また、他殺の2人はいずれも親子心中で、親は自殺ですが、子供は他殺に分類されます。

以上の結果から

(1) 心後遺症を持つ川崎病既往者の死亡率は上昇していること

(2) 心後遺症を持たない既往者では現段階では死亡率の上昇は観察されないこと

の2点が明らかになりました。ただ、表3-1に示すように観察対象者の85%は観察終了時点でまだ20歳代であり、今後とも観察が必要であることは明らかです。この点については後ほど再度触れます。

川崎病追跡調査の利点と問題点

本研究の長所と問題点を表3-4にまとめました。いくつかの点はこの章の後半で解説しますが、最初に挙げた外的妥当性は第1章で説明したとおりで、本研究の結果が本研究の対象者のみならず、川崎病既往者すべてに当てはまる、ということはご理解頂けると思います。

表3-4. 川崎病追跡研究の利点と問題点

長所
・疫学研究である 　外的妥当性が高い ・高い追跡率 　選択の偏りが小さい ・戸籍を用いた生死の確実な把握 　情報の偏りが小さい ・人口動態統計との比較可能性 　元は同じ情報（死亡診断書）
問題点
・追跡率が100%ではない 　問題を抱えた対象者が漏れた可能性→選択の偏り ・死亡診断書による死因の把握 　どこまで正確か？ ・死亡のみの観察 　日常生活などの状況は不明 ・対照群にも本研究の観察対象者が含まれている 　1より大きな標準化死亡比は理論的に1に近づく方向に働くので、観察された標準化死亡比は過小評価であり、大きな問題にはならない ・個々の対象者の同意を得ていない 　「川崎病の子供を持つ親の会」の了承 　倫理審査委員会の承認 　結果の公表

コホート研究

多くの追跡研究はコホート研究と呼ばれています。コホートとは一定の人数の集団を意味します。

図3-2にコホート研究の概要を示します。第1章でも述べたように、疫学では曝露と帰結（抽象的で分かりにくければ、曝露を喫煙、帰結を肺癌と置き換えてください）の関係を明らかにするものです。コホート研究は図3-2に示すように進めます。すなわち、曝露群と非曝露群を追跡し、両群の帰結発生頻度を比較する、ということです。曝露と帰結が無関係であれば両群の帰結発生頻度は一致しますし、曝露が帰結発生の危険因子であれば非曝露群と比較して曝露群では帰結の発生頻度が高くなります。当たり前のことですが、曝露があって時間的にその後に帰結が発生するので、時間の流れと観察の方向性は一致し、ある意味で素直な研究方法です。

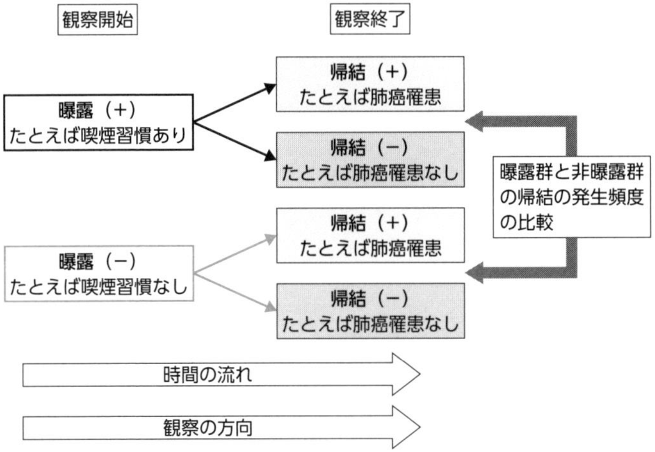

図3-2　コホート研究

表3-5にコホート研究の解析方法を示します。この表の本質的な部分は太枠の中なので、このような表を2×2表と呼びます。曝露群（a+b）人、非曝露群（c+d）人を観察し、それぞれa人、c人の帰結が発生しました。両群の帰結発生頻度の比を相対危険（RR）と呼び、曝露によって帰結がどの程度（何倍）増加するかを示します。また、両群の帰結発生頻度の差を寄与危険（AR）と呼び、曝露によってどの程度の帰結が増加したかを示します。図3-3をご覧下さい。曝露群の帰結発生頻度のうちBで示す部分（図3-3では値2に相当します）は非曝露群でも発生しているので、曝露による発生とは考えられません。一方で、Aの部分（同じく値6）は曝露群で増加した部分なので、この部分が真に曝露によって発生した帰結と判断することができます。

寄与危険割合（AR%）は曝露群の帰結発生頻度のうち、真に曝露によって増加した部分の割合を示します。図3-3の例では6／8＝0.75（75%）となり、曝露群での帰結発生者の4人に3人は曝露によって帰結が発生したということが分かります。ただし、疫学はあくまでも集団を対象とした観察なので、曝露群の個人個人の中で「誰が曝露によって帰結が発生したのか」ということは分かりません。さらにこの考え方を集団全体に拡大します。集団（人口）寄与危険（PAR）は集団全体の帰結発生者の中で曝露によって発生した者の人数を示します。集団全体は曝露群と非曝露群の混成チームなので、帰結の発生頻度は曝露群と非曝露群の間の値を取ります。そして、集団全体の帰結発生者の中で真に曝露によって帰結が発生した者の割合を示すのが**集団（人口）寄与危険割合**（PAR%）です。図3-3の例では4／6＝0.67（67%）です。このことから、この集団でもし曝露がなければ帰結の発生は3分の1に抑えることができる、ということが分かります。

実際の疫学研究では、帰結頻度の測定方法、曝露と帰結の双方に影響を及ぼす因子（交絡因子、後ほど説明します）の影響の除去など、さまざまな課題があり、場合によっては複雑な計算も行いますが、基本的な考え方は以上の通りです。

表3-5. コホート研究の結果

		帰結		合計
		発生	非発生	
曝露	あり	a	b	a＋b
	なし	c	d	c＋d
合計		a＋c	b＋d	n＝a＋b＋c＋e

曝露群の帰結発生頻度：$F_{+} = a \div (a + b)$

非曝露群の帰結発生頻度：$F_{-} = c \div (c + d)$

相対危険：$RR = F_{+} \div F_{-}$

寄与危険：$AR = F_{+} - F_{-}$

寄与危険割合：$AR\% = (F_{+} - F_{-}) \div F_{+} = AR \div F_{+}$

集団寄与危険：$PAR = \{(a + c) \div n\} \div F_{-}$

集団寄与危険割合：$PAR\% = PAR \div \{(a + c) \div n\}$

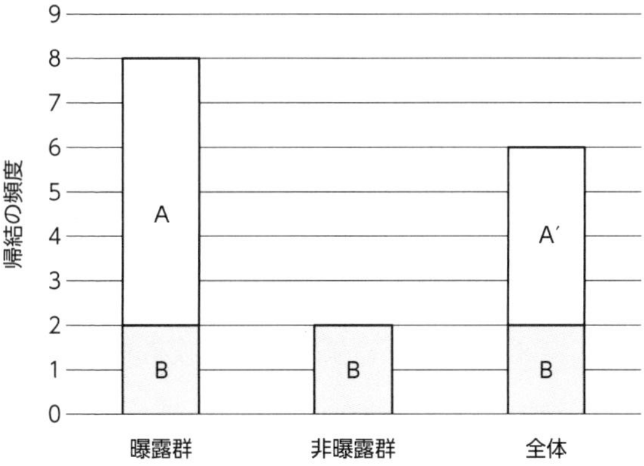

図3-3　相対危険と寄与危険

普通のコホート研究では

図3-2はコホート研究の説明のためのもので、単純化して1つの曝露と1つの帰結でしたが、通常のコホート研究では図3-4に示すように、最初に多くの曝露に関するデータを収集しておき、対象者の観察によって明らかになるさまざまな帰結を把握して、個々の曝露と個々の帰結の関連を明らかにします。1つのコホート研究を実施することで、数多くのことが判明します。図3-4に示したものだと曝露4×帰結5で合計20の関連が明らかになります。この場合、1人の対象者がある観察では曝露群、別の観察では非曝露群として解析されることもあります。例えばわが国を代表するコホート研究に1つであるNIPPON DATA研究（https://shiga-publichealth.jp/nippon-data/）では、全国のわが国の住民から無作為抽出した国民健康・栄養調査の対象者を追跡し、さまざまな生活習慣とその後の疾患発生・死亡の関連を明らかにしています。

逆に前述の川崎病追跡研究は特殊で、1つの曝露（川崎病罹患）と1つの帰結（死亡）しか対象としていないため、相当の研究費と労力を費やしても1つの結果しか出ないのが泣き所です。

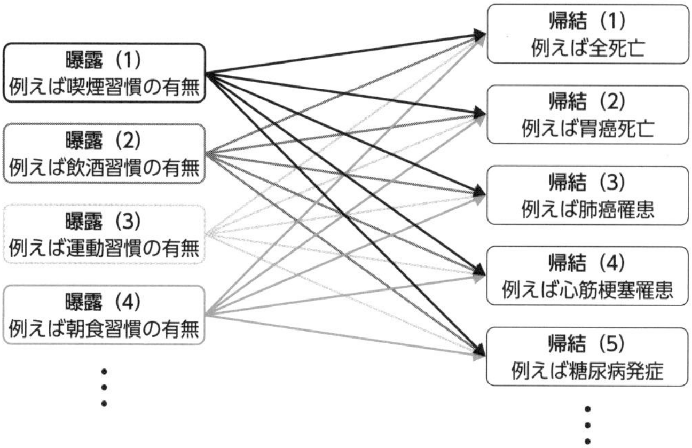

図3-4　通常のコホート研究

コホート研究の利点と問題点

図3-2に示すように、コホート研究では時間の流れと観察の方向性が一致しているため、ある意味で疫学研究の王道と言うことができます。追跡研究であるために、曝露群と非曝露群それぞれの帰結の発生頻度を直接観察することができ、そのために表3-5に示すさまざまな疫学指標を計算することもできます。また、研究の計画次第ですが、図3-4に示すように種々の曝露と帰結の関係を1つの研究で提示することも可能です。

一方で、問題点もあります。まず第1に一口に「追跡」と言いますが、生身の人間である研究対象者を将来に渡って追跡していくことは容易ではありません。特定の地域の住民を対象としてコホート研究を行う場合、転居する、帰結とは無関係の状況により死亡する、など追跡を困難とするさまざまなことが発生します。川崎病の追跡研究では戸籍を利用しているので、日本国籍を離脱して外国籍にならない限り死亡まで追跡することが可能ですが、かなり例外的です。逆に戸籍による追跡なので、循環器疾患の（死亡ではなく）発生状況や、川崎病の既往による日常生活の負担（心後遺症による通院や服薬、運動制限など）の把握はできていません。また、漫然と「帰結発生」の情報を待っているのではなく、「帰結が発生していない」ことを確認することも重要です。このために、追跡研究ではそれなりの研究に要する経費と労力、人手が必要となります。

また、癌や循環器疾患等の慢性疾患（生活習慣病）を帰結とした研究は、長期間に渡ります。目的とする疾患を持たない対象者を観察し始めてから帰結が発生するまで追跡する必要があるので、当然のことです。川崎病追跡調査では本書で紹介する結果を得るのに20年以上の平均追跡期間を要しています。それでもなんとか帰結が発生すれば研究として成立するのですが、難病などの稀な疾患では大規模のコホートで長期間追跡しても解析に耐えることができるだけの帰結が発生せずに、そもそも研究として成り立ちません。このような問題を解決するために、次の章で紹介する症例・対照研究の手法が編み出されました。

検定と推定（95%信頼区間）

ここからは、これまで出てきた疫学に関連する用語などの説明を行います。

世の中で良くある誤解の1つに疫学と統計学の混同があります。前章の記述疫学と、統計における記述統計などはよく似ています。確かに重なっている部分もありますが、しかし両者は別物です。

別物でありながら、疫学では統計学の手法、とくに分析統計学（検定や推定）の手法をよく使います。これは疫学が人間集団を対象としているために、観察された事柄（「事象」と言います）が偶然起こったことなのか、あるいは真に差があるものなのかを数学を使って検証する作業が常に必要です。これを統計学的推論と呼ぶこともあります。

たとえばコホート研究で相対危険が1.2であることが観察されたとします。確かにこの観察で曝露が帰結発生を1.2倍上昇させていることは分かりますが、両者が無関係で、たまたま曝露群で帰結発生者が少し多く、非曝露群ではすこし少なかったために本来は相対危険が1.0でもこのような結果が観察されるかもしれません。これを統計学的推論によって偶然に観察されたものなのか、それとも真に差があるものなのかを明らかにします。

統計学的推論には**検定**と**推定**があります。検定では実際に観察された結果が偶然観察されたものなのか、それとも真に違いがあるものなのかを数学的に判定します。表3-3で急性期以降の標準化死亡比が0.85であることが提示されています。川崎病既往者の急性期以降の死亡率は一般集団と比較して15%低いのか、それとも偶然起こったのかを判定するのが検定です。川崎病既往が死亡率に影響を及ぼさないのであれば、標準化死亡率は1.0です。仮に真の標準化死亡率が1.0である場合に、0.85という数値が観察される確率を計算します。そしてこの確率が、慣例的に0.05（5%）以下であれば、偶然に観察された結果ではないと判断し、「統計学的に有意である」という結論を出します。表には示していませんが、ここでの確率は0.05以上であり、偶然観察されたと言うことも否定できません。

一方、推定では簡単に言えば表3-3に示すように95%信頼区間を提示し、偶然性の評価を行います。急性期以降の標準化死亡比0.85の95%信頼区間は0.60-1.17であることが表3-3に示されていますが、この場合の標準化死亡比は最も小さいときで0.60、最も大きいときで1.17の可能性があり、真の値はおおむねこの区間に含まれている、と判断して良いでしょう。そして無関係である場合の値（＝1.0）を跨いでいるので、0.85という数値が偶然に観察されたことも否定できない、という判断となります。なお、信頼区間の幅はどの程度でも構わないのですが、検定の際の5%の裏返しで一般的に95%が採用されています。

以前は検定だけが行われていましたが、検定よりも95%信頼区間を提示する推定の方が好まれています。例えば表3-3で急性期以降の心後遺症あり群で標準化死亡比1.86（95%信頼区間：1.02-3.13）であったことを示しましたが、実際の標準化死亡比はこの95%信頼区間の中に95%の確率で存在し、従って最も低い場合でも死亡率の上昇はないことを示す標準化死亡比1.0よりは有意に高いことが分かります。逆に悪性新生物の標準化死亡比は1.41（95%信頼区間：0.56-2.89）であり、偶然に（1.0より）高い結果（1.41）が観察された可能性を示しています。すべての場合で推定ができるわけではありません（例えば、3つの群間の平均の違いなどは検定しかできません）が、検定も推定もできる場合には推定を行い、95%信頼区間を提示するのが一般的です。

偏り（バイアス）

1つの疫学研究の結果が実際の姿をどの程度反映しているか、という課題は、内的妥当性に関する問題です。真実の姿と観察された結果の差を**誤差**と言います。誤差は**偶然誤差**と**系統誤差**に分けられ、偶然誤差は前述の統計学的推論（推定や検定）で評価します。

系統誤差（バイアス）は「選択の偏り」、「情報の偏り」、それに「交絡」に区分することができます。交絡は次の項で説明し、ここでは選択の偏りと情報の偏りについて説明します。

選択の偏りはさまざまなことで発生します。川崎病既往者の追跡で、追跡率が100%でないことにより発生する偏りが選択の偏りです。追跡率が低いほどこの偏りが大きくなることは理解できると思います。あるいは記述疫学でも対象者の参加率（協力率）が低いと、選択の偏りが発生します。理論的には参加率が100%でなければ起こりますが、参加率が低いほど偏りが大きくなることはご理解いただけるでしょう。さらに、そもそも観察対象集団を選ぶ際に発生することもあります。ある集団の血圧分布を把握したい場合に、既にデータがあるからと言って検診受診者の血圧測定の結果を観察しても、検診受診者と非受診者には違いがあり（健康に関心がある者が積極的に検診を受診する? 自分の血圧に不安がある者が検診を受診する?）、対象集団全体を正確に把握できるはずがありません。

インターネットを用いた登録者を対象にした調査などは

（1）インターネットにアクセスできる者

（2）その中での登録者

（3）さらにその中でも調査に興味を持った者

と選択の偏りだらけで、疫学の名には値しません。

情報の偏りは曝露や帰結について「ある」のに「ない」と分類される、あるいはその逆を言います。川崎病追跡調査では死亡を帰結としていますが、死亡と判断された対象者が実は生存している、あるいはその逆で死亡しているにもかかわらずその事実が把握できていない、といったことが該当します。しかしこの調査では戸籍を用いて生死の判断をしているので、偏りは、仮にあったとしてもごくわずかでしょう。通常のコホート研究で高血圧発症を帰結としたときに、本人の自己申告（「高血圧と言われましたか?」⇒「はい」）で判定すると、医療機関を受診していない者や検診を受診しない者は血圧測定の機会も少なく、実際には血圧が高くなっているにもかかわらず「高血圧なし」に区分される可能性が高くなります。また、同一の項目で「あり」⇒「なし」の確率と「なし」⇒「あり」の確率が等しくない場合に起こる情報の偏り（誤分類）は、等しい場合よりも深刻です。そこでたとえば、帰結としての病気の発生の有無を医師に判定させる場合に、判定する医師の数をできるだけ少なくし（医師間の判定の違いをできるだけ小さくする）、判定の際に曝露の有無に関する情報は伏せて判定させる（そうすると、誤分類の確率は曝露群と非曝露群で等しくなる）といった工夫をするのが一般的です。

選択の偏りも情報の偏りも、疫学研究の計画段階でできるだけ小さくする様に工夫する必要があり、データを収集した後の解析の段階では制御できません。これらの偏りをできるだけ小さくするためには相応の経費と労力が必要です。

3

交絡

交絡はあまり聞き慣れない言葉ですが、疫学では非常に重要です。図3-5を使って説明します。

図3-5の一番左（I）をご覧ください。ある曝露と帰結の関連を検討しています。そこに第3の因子として、真に帰結の危険因子であるものが存在するとします。そしてこの第3の因子は検討している曝露と関連していたとします。そうすると、曝露と帰結の間に関連がなくても、この第3の因子（＝真の危険因子）の影響で、曝露と帰結の間に見かけ上の関連が発生します。これを交絡と呼び、この第3の因子を交絡因子といいます。関連がない曝露と帰結の間に見かけ上の関連を発生させるだけでなく、場合によっては（というよりもこちらの方が多いのですが）曝露と帰結の関係をゆがんだものとします。

図3-5の中央（II）は飲酒とある癌の関連を観察する際のものです。喫煙がこの癌の真の危険因子であり、喫煙と飲酒が関連（飲酒者は非飲酒者と比較して喫煙者が多い?）しているとすれば、喫煙が交絡因子として作用し、飲酒とこの癌発生の関係をゆがめます。

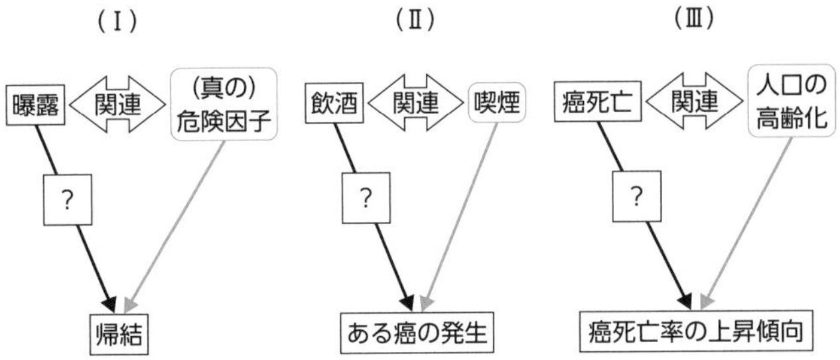

図3-5　交絡の考え方

疫学では性と年齢は常に交絡因子として取り扱います。図3-5の右(Ⅲ)のように、主要な死因の死亡率は年齢と共に上昇します。そしてわが国では他の国では経験したことがない速さで人口の高齢化が進んでいるのはご承知の通りです。そうすると、死亡率の年次推移を観察するときに、粗死亡率(単純に全年齢で人口あたりの死亡数を観察した数値)は人口の高齢化のみで上昇します。そこで年齢分布の違いを排除した年齢調整死亡率も合わせて観察するのが一般的です。図3-6に1950年以降のわが国の癌死亡率を粗死亡率と年齢調整死亡率で示しましたが、最近の傾向として男女とも年齢調整死亡率は低下傾向にあり、その背景には診断技術や治療法の進歩があると考えられます。一方で粗死亡率は逆に上昇傾向にあり、その背景には人口の高齢化が大きく影響しています。

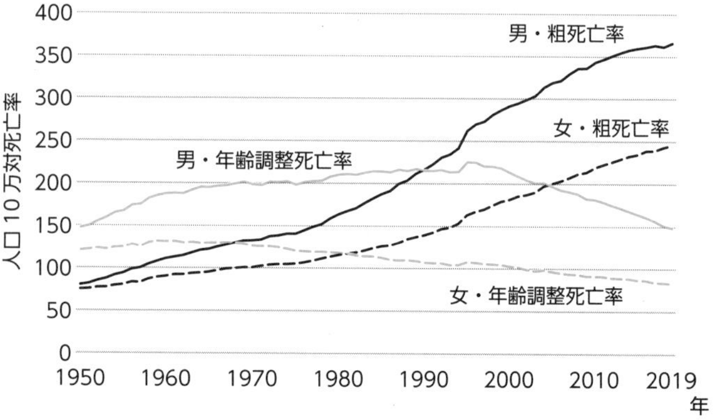

図3-6　わが国の癌死亡率（粗死亡率・年齢調整死亡率）の年次推移

交絡因子の制御は研究計画段階でも行いますが、偏りと異なり、解析段階でも制御可能です。計画段階では

（1）無作為化（後述の介入研究で用いますが、介入群［＝曝露群］と非介入群［＝非曝露群］に対象者を無作為に割り付ける）

（2）制限（交絡因子を持つ者［あるいは持たない者］のみを対象者とする）

（3）マッチング（両群で交絡因子を持つ者・持たない者の割合が等しくなる様に対象者を選択する）

があり、解析の段階で

（a）層化（交絡因子の有無ごとに解析を行う）

（b）数学的モデリング（多変量解析を用いて交絡因子の制御を行う）

の5つの制御法があります。それぞれ長所と欠点があるので、通常

の疫学研究では計画段階でいずれか1つ以上、解析段階でどちらかの手法を用いて制御するのが一般的です。

疫学と倫理

ほとんどの疫学研究では対象者の個人情報、それも最もセンシティブなものの1つである健康に関する個人情報を取り扱います。そこで疫学研究は国の「人を対象とする医学系研究に関する倫理指針」（文部科学省、厚生労働省、2017年一部改正：https://www.mhlw.go.jp/file/06-Seisakujouhou-10600000-Daijinkanboukouseikagakuka/0000153339.pdf）に従って実施されています。

対象（候補）者の自己決定権の尊重により、研究への参加は個人の自由意思に委ねられ、研究に参加しなくても不利益は発生しないことを原則としていますが、とくに記述疫学研究では参加拒否者が多いと選択の偏りが発生するために、一定の要件を満たせば（たとえば、既存のデータを匿名介して利用するなど）個人の同意なしに研究対象者とすることができます。一方で、後述する様な介入を伴う研究や、侵襲（たとえば採血など）を伴う研究では書面による同意の確認を求めています。そして、これらを担保するために、研究者が所属する施設に設置されている倫理審査委員会の承認が必要となります。倫理審査が必要であるにもかかわらず倫理審査委員会の承認を得ていない研究は、研究の成果を学会や論文で公表できない仕組みとなっています。

川崎病追跡研究その後

この研究の泣き所として、相当の経費と労力を要するにもかかわらず1つの曝露（川崎病罹患・既往）と1つの帰結（死亡）しか対象としておらず、結果として1つの研究しかできないことを挙げました。そのためになかなか研究費の確保ができず、本章での紹介も2009年末までの追跡結果に留まりましたが、幸い2018年度より研究費が確保され、現在、2017年末までの追跡を実施中です（2021年3月現在）、筆者の年齢を考えるとこれが最後の追跡と思いますが、誰かに引き継ぎ、対象者全員の帰結発生（=死亡）を見届ける（?）のが疫学者の責務と考えています。

第4章

症例・対照研究
（プリオン病を例に）

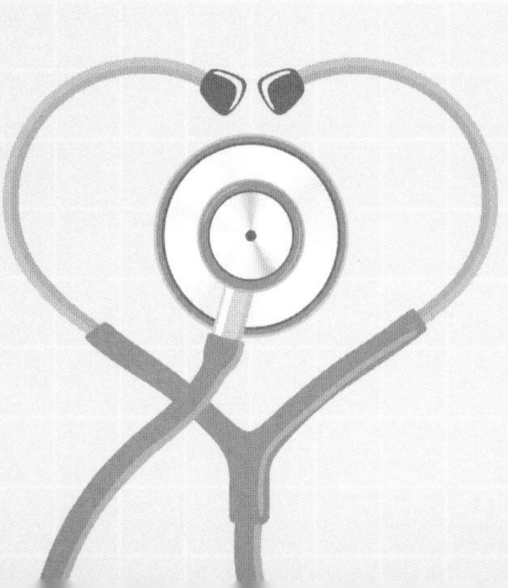

本章ではコホート研究と並んでよく用いられる症例・対照研究を、これも筆者の経験を元にしたプリオン病を例に紹介します。

プリオン病とは

プリオンとは生物というよりは物質に近く、ウイルスよりも分子量が小さくて、タンパク質のようなものです。我々は皆、正常プリオンを体内に持っていますが、ひとたびそこに異常プリオンが入り込むと異常プリオンによって正常プリオンが異常プリオンに変化していきます。そして異常プリオンがある程度以上に増加したときにプリオン病を発病します。1980年代初頭に米国の研究者Stanley B. Pulsiner先生がこのような考えを報告し、当初は誰も「そんな馬鹿なことがあるものか」と信じなかったのですが、次第にデータが蓄積されるに従って「本当らしい」と言うことになり、その結果Pulsiner先生はこの功績で1997年のノーベル医学・生理学賞を受賞しました。現在ではアルツハイマー病やパーキンソン病も同様のメカニズムで発症するらしい、ということで研究が進んでいます。

表4-1にプリオン病の例を示します。クロイツフェルト・ヤコブ病（CJD）が最も有名ですが、いずれも脳の萎縮と進行する認知症を特徴とする神経難病で、根治療法はなく、発病後数年以内に死に至る疾患です。

表4-1　プリオン病の例

ヒト	クロイツフェルト・ヤコブ病（CJD） 　孤発性 　遺伝性　プリオン蛋白遺伝子の変異 　感染性　変異型CJD、ヒト乾燥硬膜移植例、輸血（変異型CJDの一部）
	ゲルストマン・ストロイスラー・シャインカー病（GSS） 　遺伝性　プリオン蛋白遺伝子の変異
	家族性致死性不眠病（FFI） 　遺伝性　プリオン蛋白遺伝子の変異
	クル 　感染性
ウシ	ウシ海綿状脳症（BSE，いわゆる「狂牛病」）
ヒツジ	スクレーピー

CJDは異常プリオンによる感染症なので、どのような経路で異常プリオンに感染したのかが問題となりますが、わが国の例では4分の3がどこで感染したのかが分からない孤発性のものです。一方でこの病気の問題点として、プリオン蛋白遺伝子に変異があり、そのために異常プリオンが増殖して発病する遺伝性のものがあるという点があります。感染症としての側面と、遺伝性疾患としての側面を兼ね備えているので、病気のなかでも最も扱いが難しいもののひとつと言えます。

感染に関しては２つの社会問題が記憶に新しいものとしてあります。１つはウシ海綿状脳症（BSE）からヒトに感染して起こった変異型CJD、もう１つは医原病としてヒト乾燥硬膜移植により感染したCJDです（後述）。古くからのヒツジの病気であるスクレーピーがプリオン病で、スクレーピーのヒツジを飼料として使用したウシにBSEが起こり、これがヒトに感染して変異型CJDとなったとされています。硬膜は脳をおおう髄膜の中で一番外側にあるもので、脳外科手術の際には硬膜を破って病変部位に到達します。手術後に元に戻すときに死体から採取した硬膜（市販されていました）でパッチしていました。この死体由来の硬膜にプリオンが付着していて、これが元で発病したものです。もう１点プリオン病のやっかいな問題は、異常プリオンは通常の手術機材の滅菌法では完全に不活化できないという点です。プリオン病発病前後に脳外科的な手術を行い、そこで使用した手術機材を通常の滅菌法で滅菌して次に別の患者を手術した場合に、手術機材を介して伝播する可能性があります。このような例をインシデント例と呼んで、厚生労働省と研究班が連携して対応しています。

稀な病気で世界的に見て罹患率が人口100万対年間１人で地域差はないとされていますが、わが国ではサーベイランスシステムがきちんと構築されているため（と、考えています）、毎年200人程度の患者の発生（＝死亡）が観察されています。ちなみに2019年の人口動態統計では全国のプリオン病の死亡者数は271人でした。

症例・対照研究とは

前章でコホート研究の問題点として、慢性疾患では結果が出るまでに時間を要すること、また、稀な疾患では用いることができないことを挙げました。これを克服するために編み出されたのが症例・対照研究で、疫学独自の研究方法です。観察対象の帰結を所持する者（症例）と所持しない者（対照）の過去の曝露歴を調べ、症例群と対照群で曝露歴の比較を行います。曝露と帰結が関係（曝露が帰結の危険因子）していれば、対照群と比較して症例群では曝露ありの割合が高くなるはずです。

このように、曝露よりも時間的に後に発生する帰結を起点として観察する研究を症例・対照研究と呼んでいます。

クロイツフェルト・ヤコブ病の症例・対照研究

わが国におけるCJDの危険因子を明らかにする目的で症例・対照研究を実施しました。前述の通り、この疾患は稀な疾患で、コホート研究で危険因子を明らかにすることは不可能です。一方で、稀な疾患であっても症例をなんとかして集めて、これに対して適切な対照群を設定できれば症例・対照研究は成立します。

図4-1に示すように、サーベイランスで集まってきたCJD患者を症例とし、これに対して症例と同一の医療機関で同一時期に受診し、性と年齢をマッチさせた（前章で説明した交絡因子の制御法の1つであるマッチングです）、プリオン病以外の傷病で受診した者を対照とし

て、種々の要因の検討を行いました。

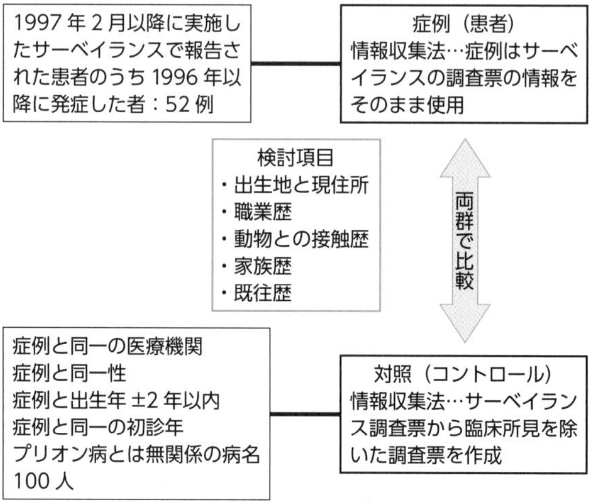

図4-1　クロイツフェルト・ヤコブ病症例・対照研究の概要

症例・対照研究の結果を単純に示せば、表4-2のようになります。これをコホート研究のように曝露あり群の中の帰結あり群と曝露なし群の中の帰結あり群の比をとっても意味のないことはご理解頂きたいと思います。すなわち、症例群に対する対照群の大きさによってこの比は変わるからです。そこで症例・対照研究では表4-2に示すようなオッズ比（OR）を算出し、これを持って相対危険とします。

表4-2　症例・対照研究の解析：オッズ比の計算

	曝露		合計
	あり	なし	
帰結あり（症例）	a	b	a＋b
帰結なし（対照）	c	d	c＋d

オッズ比（OR）＝（a÷b）÷（c÷d）＝ad÷bc
寄与危険割合（AR%）＝（OR−1）÷OR

ところが困ったのは硬膜移植歴に関するオッズ比です。表4-3上段に示すように硬膜移植歴の有無が明らかな症例51人中7人に硬膜移植歴があったのに対して、対照では硬膜移植歴がある人はいませんでした。そうすると表4-2に示す方法でオッズ比を計算しても、cに相当する部分がゼロになるため、オッズ比の分母がゼロとなり、計算できません（無理に表現するとすれば無限大［∞］です）。そこで方便として基本となる4つのセルにそれぞれ0.5を加えて、計算不能を回避し、オッズ比32.5を算出しました。この補正をウォルフ・ハルデイン補正と呼びます。加える0.5に理論的根拠はありませんが、この数値が小さいと算出されるオッズ比は大きく、この数値が大きいとオッズ比は小さくなります。

表4-3. オッズ比の補正（硬膜移植とクロイツフェルト・ヤコブ病）

	ヒト乾燥硬膜移植歴		合計
	あり	なし	
症例（CJD）	7	44	51
対照（非CJD）	0	96	96

オッズ比＝（7×96）÷（44×0）＝∞

⬇ 各セルに0.5を加える（ウォルフ・ハルデイン補正）

	ヒト乾燥硬膜移植歴		合計
	あり	なし	
症例（CJD）	7.5	44.5	52
対照（非CJD）	0.5	96.5	97

オッズ比＝（7.5×96.5）÷（44.5×0.5）＝32.5

このような方法で計算したオッズ比のうち、既往歴などに関するものを表4-4に示します。ヒト乾燥硬膜を使用した手術は主として脳外科の手術なので、脳外科手術のオッズ比も上昇（ただし、95%信頼区間から有意でないことが分かるのは前章で説明したとおりです）していますが、ヒト乾燥硬膜を使用しなかった脳外科手術ではオッズ比の上昇は見られませんでした。この点はヒト乾燥硬膜使用に関する民事訴訟（原告は患者及びその家族、被告は硬膜を製造販売した企業および使用を認可した厚生省［当時］です）でものを言いました。すなわち、前述の通り、異常プリオンは通常の滅菌法では完全に不活化しないため、被告（特に企業）は手術機材を介しての伝搬の可能性も主張しました。しかし、この疫学データからその点は否定的で、結局裁判は和解（ただし裁判所の、和解に同意しなければ原告勝利の判決を出す、という見解付きで）しました。また、これは裁判とは関係ないのですが（そもそも裁判のためにこの症例・対照研究を行ったわけではない）、孤発性CJDでは異常プリオンは患者の血液中には出ない（その当時の見解で、現在では検出の精度向上により血中でも検出されています）とされていました。一方で、変異型CJDでは異状プリオンが血液中に出る（現に英国では疑い例を含めて３人が輸血による感染とされています）ので輸血歴、それにわが国では鍼治療が結構行われているのでこれらのリスクも評価しましたが、いずれもリスクファクターではありませんでした。

表4-4　既往歴とクロイツフェルト・ヤコブ病の関係（オッズ比）

既往歴		オッズ比（95%信頼区間）
手術歴	すべての手術	0.9（0.4-1.8）
	硬膜移植を伴う手術	32.5（2.6-∞）
	すべての脳外科手術	2.4（0.7-8.1）
	硬膜移植を伴わない脳外科手術	0.4（0.0-3.4）
	神経系の手術	6.1（0.0-∞）
	外傷	0.0（0.0-4.6）
	その他	1.4（0.6-3.1）
生体由来臓器の使用		0.0（0.0-∞）
輸血歴		0.7（0.2-2.5）
献血歴		0.3（0.1-1.2）
鍼治療歴		0.3（0.1-1.2）

症例・対照研究の進め方

症例・対照研究の進め方は図4-2に示すとおりです。まず帰結を有する人を症例として設定し、これに対して帰結を有しない人を対照として集めます。通常は対照群は症例群と性と年齢はマッチさせます。全体として性・年齢分布が同じようになるように対照群を選ぶ方法を採る場合と、1人の症例に対して性・年齢をマッチさせた対照を選ぶ方法（前述のCJD症例・対照研究がそうです）があります。そして、両群で過去の曝露の有無を把握し、比較します。コホート研究との大きな違いは観察の方向性が時間の流れの逆になる点で、別の観点から言うと、観察の方向性が時間の流れと同一の場合がコホート研究、逆の場合が症例・対照研究と言うこともできます。

前述の通り、症例・対照研究ではオッズ比を計算してこれを相対危険（RR）とします。曝露群・非曝露群の帰結の頻度は分からないので寄与危険（AR）は計算できませんが、寄与危険割合（AR%）は（オッズ比−1）／オッズ比で求めることができます。

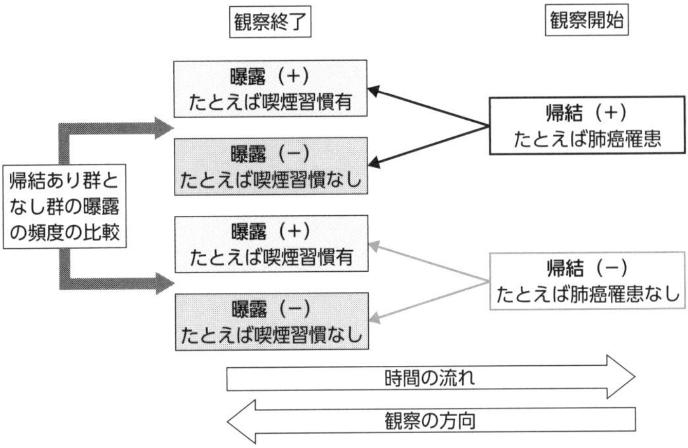

図4-2　症例・対照研究

症例・対照研究の利点と問題点

前述の通り、症例・対照研究はコホート研究の問題点である

(1) 稀な帰結に適用できない

(2) 特に慢性疾患では完成までに時間を要する

という2つを解決するために編み出された手法です。従って、稀な帰結にでも適用可能で、開始時点で既に曝露も帰結も終了しているのでコホート研究と比較して時間がかからないという長所があります。

一方で大きな問題点は、曝露に関する情報が過去のもので、例えばこれを対象者の記憶に頼った場合には曝露に関する情報の偏りが大きくなる可能性があります。対象者が既に死亡している場合などでは家族に対する聞き取りで曝露情報を入手することもあるので、このような場合には偏りはさらに大きくなるでしょう。これを回避するために診療録（カルテ）などの客観的なデータを用いることもありますが、すべての場合で可能だとは限らないのが現状です。

細かな話ですが、通常のコホート研究では複数の曝露と複数の帰結の間の関連を観察することが可能ですが、症例・対照研究では帰結の有無が観察の起点となっているために、観察できる帰結はただ1つです。また、前述のように、曝露群・非曝露群の帰結発生の頻度の観察もできません。

オッズ比と相対危険

オッズ比と相対危険に関しては疫学の教科書でも記述が2通りあって、「オッズ比は稀な帰結の場合にはコホート研究で求められる相対危険に近似する」という言い方と、「オッズ比はコホート研究での相対危険と一致する」という言い方があります。どちらが正しいのでしょうか？実は、どちらも間違いではありません。

症例・対照研究の行い方として、次のような2つの方法があります。1つは研究開始時点での帰結所持者を症例とし、同時にその時点での帰結非所持者を対照とする方法です。この方法だと、稀な帰結では観察されたオッズ比はコホート研究の相対危険と値が近似します。一方、もう1つの方法として、研究開始時点から網を張っておき、新たに帰結発生者が出たら症例とし、これに合わせて要件を満たす帰結非保持者を対照とする方法です。この方法だと両者は一致します。この議論をする際には、どちらの方法による症例・対照研究であるのかを明確にしておくべきでしょう。

相対危険という用語

相対危険という用語は、前章のコホート研究を説明する中で、曝露群と非曝露群の帰結発生頻度の比として用いました。統一された使い方があるわけではないのですが、筆者は次のように使い分けています。

相対危険という用語はあくまでも一般用語として使用します。そして、それぞれの研究手法で相対危険に相当する疫学指標が観察されます。コホート研究だと曝露群と非曝露群の帰結の罹患率の比（罹患率比）、あるいは死亡率比、有病率比などが観察されます（設定した帰結の種類と観察方法によって異なります）。多変量解析を用いた場合にはハザード比といったものも出てきます。また、これまで紹介したように、症例・対照研究ではオッズ比です。それぞれの研究では実際に観察した「比」をそのまま使用し、あくまでも相対危険はこれらの「比」の総称として使用しています。

寄与危険にも人によって異なる表現方法があります。たとえば、寄与危険割合を単に「寄与割合」、あるいは「寄与分画」と称することもよくあります。これらの点を考えると疫学はまだまだ未熟な学問なのかも知れませんが、このようなことを理解した上で、特定の用語について書いた（言った）人がどのような意味で使っているのかを理解してください。

因果関係

特定の曝露と帰結の関連が観察された場合、両者の間に因果関係があるのか否かが最後の問題となります。本章での例では、ヒト乾燥硬膜移植（曝露）とCJD発症（帰結）が関連していることを症例・対照研究で明らかにしたことを紹介しましたが、では、この事実から両者の間に因果関係がある（硬膜移植がCJDを起こした）と言えるのでしょうか。

疫学では最後の詰めとして因果関係の判定を行います。ただし、これは考察するものであって、公式などに当てはめて答えが出てくるものではありません。表4-5にこの話を最初に出した、米国の喫煙と健康に関する委員会の「因果関係を検討する際の5つの視点」(https://biotech.law.lsu.edu/cases/tobacco/nnbbmq.pdf)を示します。この5項目を図示したのが図4-3です。これらの項目に沿って疫学データを含めた様々な状況を勘案し、因果関係の有無を考察していきます。ちなみにこの委員会ではこれの視点に沿って考察し、「喫煙は肺癌の危険因子である」(因果関係がある)という結論に達しています。

関連の一致性では、1つの疫学データだけでなく、人、場所、時間(記述疫学の視点と同じです)を変えた多くの研究で同様の関連が観察される、ということです。乾燥硬膜とCJDでは、本章で紹介した症例・対照研究が世界で唯一のもので、関連を示す疫学データは他にはありません。しかし、このような症例はわが国でこれまで155例確認され、これらを含めて世界中19の国から244例が報告されています(2021年3月現在)。この点から関連の一致性はありと判断してもいいのかも知れません。

表4-5　因果関係を判断する際の視点

関連の一致性
関連の強固性
関連の特異性
関連の時間性
関連の整合性

1964年米国喫煙と健康に関する委員会

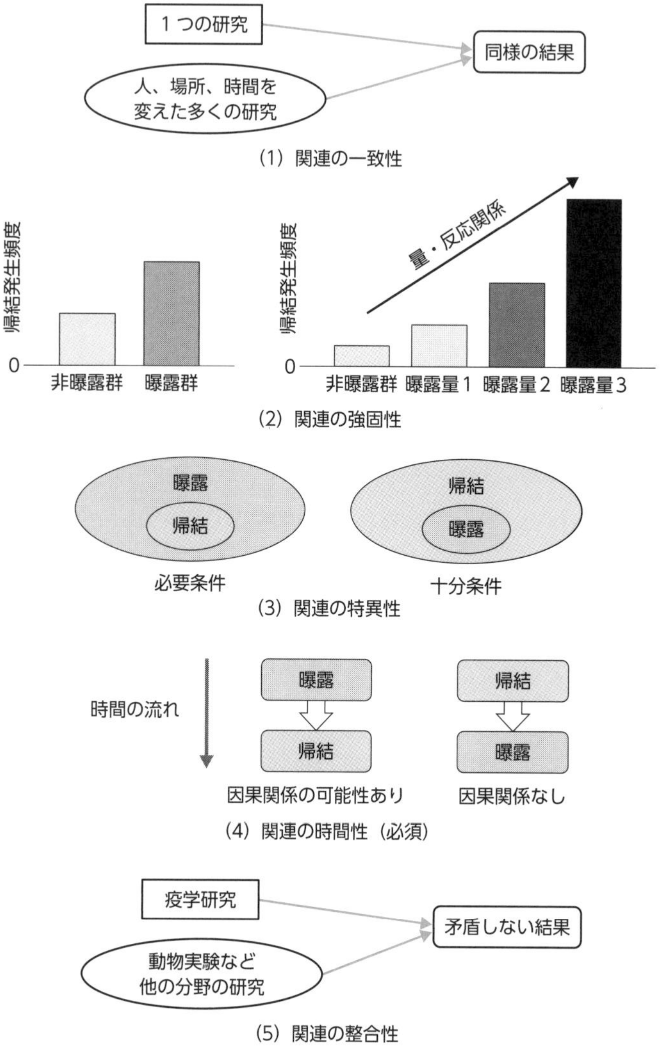

図4-3　因果関係を判断する際の視点

関連の強固性とは、要するに高い相対危険です。硬膜移植とCJDでは表4-3に示すように高いオッズ比が計算されて（あるいは無限大で計算できない）います。曝露量が増加するに従って相対危険も上昇するという量・反応関係が観察されればさらに関連の強固性は高くなります。硬膜移植については、移植の回数、移植した硬膜の大きさなどが曝露量になりますが、残念ながらわが国で複数回の移植を受けたのは2人確認されているだけ（症例・対照研究の7人は全員1回だけです）、大きさについては情報がなく、検討できていません。喫煙と肺癌の関係では、喫煙量（1日の喫煙本数や喫煙年数など）が多いほど肺癌の相対危険は高くなることが各種の疫学研究で明らかにされています。

関連の特異性は、曝露があれば必ず帰結が起こる（十分条件）、あるいは曝露がなければ帰結は起こらない（必要条件）、といったことを意味します。CJDについては前述の通り、硬膜移植歴を有する患者はごく一部ですし、逆に硬膜移植を受けた者のごく一部からCJDが発生したに過ぎません。したがって関連の特異性は薄い（ない）と判断できるでしょう。しかし、因果関係が明らかな喫煙と肺癌でも、喫煙者全員が肺癌に罹るわけではない、また、非喫煙者からも肺癌は発生する、といった事実から特異性は低いのです。

関連の時間性は、時間的に曝露は帰結の前にある、という、ごく当たりまえのことです。そしてこの項目だけが因果関係を否定する際の必須の項目（ここが満たされないと、因果関係ありとは言えない）で

4

す。当然ですが、硬膜移植はCJD発症に、時間的に先行しています。

関連の整合性とは、疫学データだけでなく、動物実験など他の研究データとも結果が同一方向を向いている、ということです。たとえば、喫煙と肺癌で言えば、動物実験でも確認されていること、たばこの成分の中に発がん性（変異原性）を有する物質が数多く確認されていること、等が該当します。硬膜移植については、プリオンは硬膜には存在しませんが、硬膜をドナーから摘出する際に隣接臓器である脳の実質から異常プリオンが伝播した、あるいは複数のドナーからの硬膜を同時に処理する際に伝播した、と考えると、整合性はあると判断できます。

以上のような手順で得られた疫学データを元に、曝露と帰結の因果関係の有無を判断します。ここで示した視点は最も古典的なもので、その後多くの疫学者が様々なものを提唱していますが、基本的な骨子に違いはありません。筆者ももう少し項目を増やしたものを示して、そこに硬膜移植とCJDを当てはめて検証しています。興味がある方は参照してください（基礎から学ぶ楽しい疫学第4版　医学書院［2020年］　129ページ）。

なお、疫学における因果関係の判定に関する部分は、統計学とは無関係です。統計（学）で因果関係の評価はできません。一部の研究者（特に経済学の分野で多い?）は「統計学的に因果関係を証明した」と言っていますが、ほとんどの場合は前章で紹介した交絡因子の制御を多変量解析で行っているに過ぎません。

決定論的法則と経験論的法則

学問の1つの役割として、世界を取り巻く法則の発見ということがあります。ニュートンが発見した万有引力の法則（ペストを避けるためにケンブリッジから田舎に疎開中に発見したと言われています。コロナ禍における在宅勤務でもこのようなことはないのでしょうか?）などがそうです。法則には決定論的法則と経験論的法則があり、前者は証明ができますが、後者は証明はできません。万有引力の法則は決定論的法則ですし、読者になじみがある法則としてはおそらく中学校で教わった三平方の定理（直角三角形で$a^2+b^2=c^2$、証明方法をいくつか教わりましたよね）などがそうです。一方、疫学や医学を含む保健科学分野の法則のほとんどは経験論的法則です。多くの経験を積み、これを科学的に整理することにより、やがて法則となるものです。喫煙が肺癌の原因である、というのも経験論的法則の1つでしょう。

決定論的法則については、既に明らかな証明を再び行っても（明らかであることを知らずに、本人が「証明できた」と主張しても）何ら価値はありません（別の方法による証明であれば、価値はありますが）。一方で経験論的法則は経験を重ねるほど法則として強固になりますので、後発の研究が無価値ということはありません。既に確立された喫煙と肺癌についても、いまだに多くの疫学研究の素材として取り上げられています。

前述の因果関係の判定の際の視点でも、筆頭として「関連の一致性」が上げられているのは以上のような背景によるものと思われます。

結果が陰性の場合の考え方

疫学と他の研究分野と異なる点がいくつかありますが、その1つは陰性（ネガティブ）の結果の解釈です。よく引き合いに出される例で説明しましょう（図4-4）。

食中毒が発生した場合、原因食品の同定が必要となります。一般的には微生物学的検査（残存食品に対する微生物学的な検査）と疫学調査（それぞれの食品の摂食者／非接触者と食中毒発症者／非発症者の関連の有無）を行います。この時に細菌学的検査で陰性の場合、当該食品が原因ではない、ということではなく、「分からない」という結論（無罪放免ではない）となり、すべての疑わしい原因食品で陰性の場合には「原因食品不明」という結論となります。これはさまざまな理由によって陰性となる可能性があるからです。例えば、時間の経過により微生物が死滅してしまった、検査手技に問題があった、等、色々な背景が可能性としてあります。余談ですが、以前筆者が保健所に勤務をしていた頃、食中毒事件発生の後、保存食品にすべて消毒薬をかけて証拠隠滅を図った業者がいました。

これに対して（きちんとした）疫学調査で陰性の結果が出れば、これは当該食品は無関係ということになります。このような点も疫学の特徴の1つと言えるでしょう。

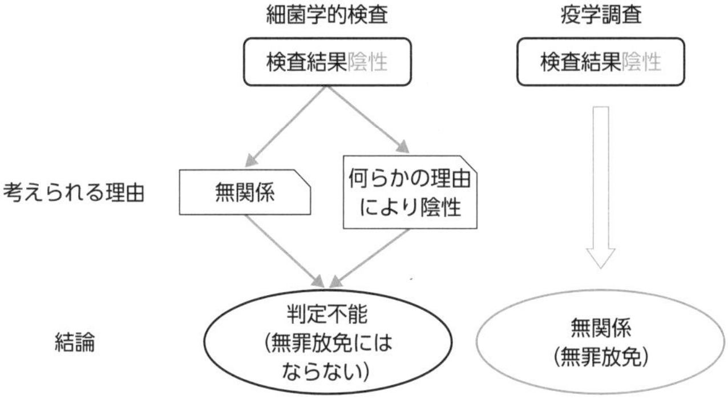

図4-4　食中毒事件の際の細菌学的検査と疫学調査の違い

プリオン病疫学研究その後

記述疫学研究（プリオン病サーベイランス）から、現在までの155名の硬膜移植歴を有するCJD患者の最長の潜伏期間（硬膜移植からCJD発病まで）は33年であることが判明しています。1980年代の硬膜移植例が多く、それからこの最長潜伏期間が経過しています。

2016年発症例を最後に新たな患者は報告されておらず、今後とも発症者が出ないことを祈るばかりです。しかし、

・さらに長期間の潜伏期間の者がいる可能性があること
・変異型CJD発生の監視は継続して必要なこと
・プリオン病全体についてもその疫学像を明らかにしていくことは今後とも必要なこと

等により、記述疫学研究であるサーベイランスは引き続き継続して実施しています。結果はインターネットで公開していますので、興味があることはそちらをご覧ください（https://www.jichi.ac.jp/dph/inprogress/prion/）。

なお、この原稿を書いた後、2021年に1例、新たな症例が判明しました。現在までに確認された患者数は合計155例となっています。

第5章

その他の疫学研究

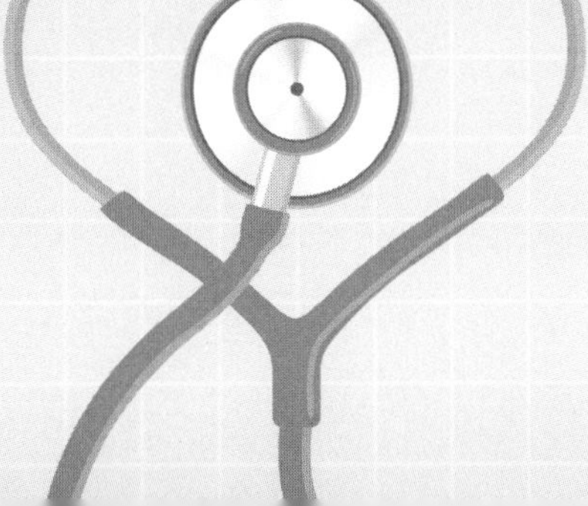

本章ではこれまでに説明しなかった疫学研究の手法を解説し、その上で近年よく耳にする「根拠に基づく医療」について説明します。

生態学的研究

これまでに紹介した疫学研究では、いずれも対象は個人でした。これに対して生態学的研究は、個人ではなく集団を観察単位とした研究です。

図5-1に、わが国の47都道府県の完全失業率と自殺死亡率の関係を示します。この図での観察単位は都道府県です。右下の大阪府を除くと、失業率が高い都道府県ほど自殺死亡率が高い傾向が読み取れます。相関係数を計算すると、0.18（95%信頼区間：−0.10～0.44）ですが、大阪を除くn＝46で計算すると0.31（同0.03～0.54）で、かろうじてですが、統計学的に有意になります。この結果から「失業率が高い都道府県では自殺死亡率が高い」という事実が明らかになり、「失業が自殺と関連する」という仮説が導き出されます。

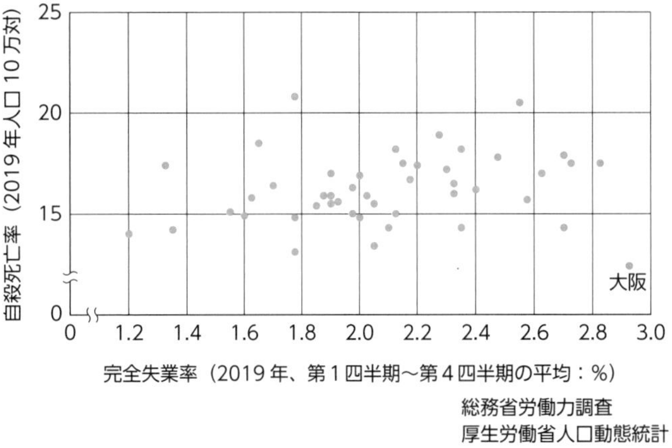

図5-1　生態学的研究の例（完全失業率と自殺死亡率）

生態学的研究の長所として、このようにお手軽にできるという点があります。図5-1のデータは「政府統計の総合窓口」（e-Stat：https://www.e-stat.go.jp/）で公開されているデータを利用したもので、この図の元データセットを作成するのに数分を要しただけです。また、公開されているデータを利用するので、倫理的な配慮も必要ありません。

一方、弱点として，個人が観察対象ではないので、観察した曝露と帰結の関係の仮説形成程度しかできない、ということがあります。生態学的研究の結果を基に因果関係を考察するのは、少し（相当?）無理があります。

生態学的研究の結果を読む際に注意しなければならない点があり

ます。ここで示したように、多くの生態学的研究では相関係数を用いて評価します。その際に図5-1の大阪のように、全体の流れに反するような観察対象を**外れ値**と呼んで、全体の印象と相関係数の観察結果の間の解離を発生させます。図5-1では外れ値は相関係数を無関係（＝0）の方に引っ張っています。逆に全体では無関係なのに外れ値が1つあると高い相関係数が観察されることがあります。図5-1のような撒布図を示さずに，相関係数だけを提示して「○○と△△は関連がある」としているようなものは、いわゆる「統計でウソをつく」といった類いの書籍ではよく紹介されています。

生態学的研究では個人の曝露を観察していませんが、逆に環境問題など個人の曝露を評価しにくいものもあります。例えば、空港から出る騒音の健康影響について、個人で曝露量を測定するには騒音計を装着する必要がありますが、では、どれくらいの期間（時間、日数）装着すればその対象者の曝露量とすることができるのかは、難しい問題です。そこで、空港から居住地まで距離を曝露量（代替値）として用いることなどがあります。空港近隣の住民を居住地ごとに分けて、その中でも難聴や精神症状などの有病率を帰結として観察すれば、生態学的研究となります。

横断研究

因果関係を検討する際に、「曝露は帰結に時間的に先行する」ということを述べました。そのためにコホート研究でも症例・対照研究でも、研究に時間の要素が入っています。これに対して**横断研究**は、この時間的関係を無視して曝露と帰結を同時に観察するというものです。例えば、現在の運動習慣の有無と善玉コレステロール（HDL－コレステロール）の関連を観察する、といったことが横断研究に相当します。あるいは、曝露のみ（ある集団の喫煙率）、あるいは帰結のみ（ある集団の高血圧の有病率）の観察も横断研究に分類されるでしょう。

この研究の泣き所は、曝露と帰結を同時に観察しているので、「曝露が帰結に先行する」という点が明らかでない、ということです。帰結発生によって曝露状況が変化する、ということは良くある話です（肺癌が発見されたので喫煙を止めた）。では、なぜこのような研究（観察）形式があるのでしょうか？　1つには、**現在起こっていることの評価が最も確実である**という点です。コホート研究では将来に渡って帰結の発生を把握しなければならず、把握漏れなども当然発生します。症例・対照研究では過去の曝露を評価するので、妥当性に問題があることは前の章で述べました。これに対して横断研究では現在の状況を把握しているので、観察結果の妥当性は高く、また、経費や労力

5

をかければ詳細なデータ収集も可能です。もう1点は、帰結発生によっても曝露状況が変わらない事項であれば、コホート研究と同様の解釈が可能という点です。遺伝子解析や家族歴などがこれに該当します。

介入研究

ここまで紹介してきた疫学の手法はいずれも観察研究と呼ばれるものです。すなわち、疫学者は対象者の曝露と帰結の状況を観察しているだけで、対象者に対してデータ収集以外の何も行動を起こしません。これに対して介入研究というものがあります。曝露に対して介入（曝露を与えるか否かを研究者が個々の対象者に対して設定し、設定通りに曝露を付与する）を行う研究です。

単に対象者に対して曝露を与え、帰結が発生したことを確認しても、曝露と帰結が関連しているかどうかは分かりません。昔（今でも?）3た論法というのがありました。「薬を使った→患者が回復した→従って薬は効いた」というものです（図5-2A参照）。この場合に薬の使用が曝露、病気の回復が帰結に相当しますが、この「論法」の問題点は患者の自然治癒力を無視している点です（薬を使わなくても、自然治癒したかもしれない）。そこで、薬を使わない対照群を設定して、使った群との回復に関する違いの観察を行います。この時に注意しなければならないのは、人情として（?）重篤な患者に薬を使いたくなります。あるいは逆に薬の効果を見いだしたいために、軽症の患者に薬を使う傾向が出てくるかもしれません（図5-2B参照）。そうすると疾患の重症度が大きな交絡因子となります。これを解除するために、曝露群、非曝露群の設定をくじで行い、くじの結果に従って曝露を与える／与えないの介入を行うので、介入研究と呼びます。くじで割り付けて曝露を決めることを**無作為割付**と言い、このような研究を**無作為割付介入研究**（RCT）と称しています。

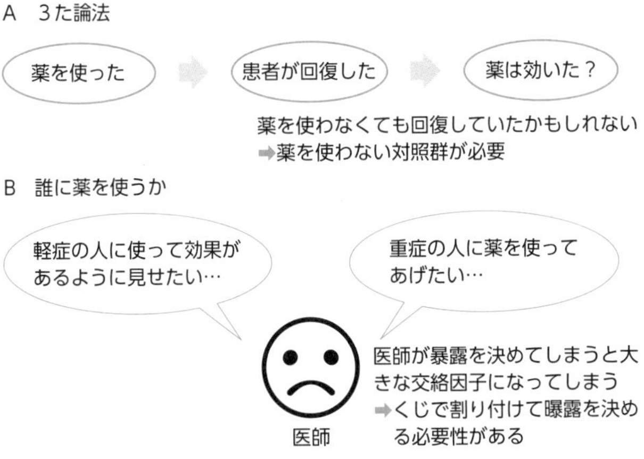

図5-2　介入研究

介入研究の概要は図5-3に示すとおりです。この図、第3章の図3-2と似ていませんか?　そうです。介入研究は基本的にはコホート研究と同じ流れですが、ただ1点異なるのはコホート研究は曝露の有無の選択は対象者に委ねられており、研究者は適切な方法でそれを把握しているだけなのに対して、介入研究（特にRCT）では曝露の有無を研究者が割り付ける点だけが異なるのです。

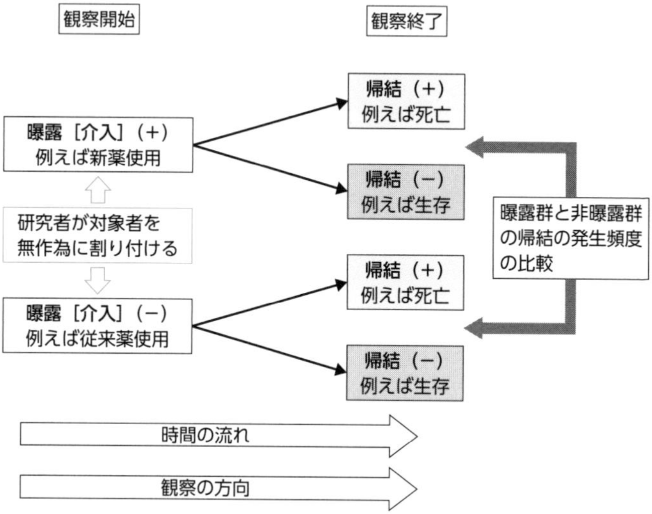

図5-3　介入研究

研究者が対象者に曝露を無作為に割り付ける理由はただ１つ、第３章で説明した交絡因子の制御のためです。特に臨床の現場の研究では、観察研究だと曝露（多くの場合、治療法）の選択の際に必ず対象者（＝患者）の状態（例えば重症度）が考慮されます。そうすると帰結（患者の予後）を観察する場合に対象者の状態が交絡因子として作用します。そこでこの影響を制御するために対象者を無作為に割り付けて、介入群と非介入群で交絡因子（重症度など）の分布が均等になるようにします。

無作為割付の特徴

無作為割付は最強の交絡因子制御方法と考えられています。その理由に1つは、既知の交絡因子はもちろんのこと、未知の交絡因子があるとしても、これも均等になるため、自動的に制御できるからです。逆に他の交絡因子制御方法では既知の交絡因子しか制御できません。一方でこの方法の問題点は、当然のことですが介入研究でしか用いることができない（観察研究では不可能）ということです。以前は無作為割付は正20面体の「乱数サイコロ」や「乱数表」（一時期、野球でピッチャーとキャッチャーのサインの交換に「乱数表」が使われていましたが、あれは乱数表ではなく、ただのコード表です。本当に乱数表であれば、サインの交換に使えるはずがありません）を用いていましたが、近年はあらかじめコンピュータにプログラムを仕込んでおき、対象者が出現するたびに登録すると即座にコンピュータが無作為に「介入」か「非介入」かを割り付けてくれます。

以上のように強力な交絡因子制御ができるために、介入研究で得られた結果は後述のようにレベルの高い根拠となります。一方で、介入研究には問題点も数多くあります。まず第1に、対象者に悪影響を与えると思われる曝露を研究対象とすることは倫理的に許されない、という点です。喫煙と肺癌について、介入研究を行うとすれば、非喫煙者を一定数集め、無作為に2群に分け、一方の群に喫煙させて、両群の肺癌発生率を比較するという研究計画となりますが、現在までに分かっている喫煙の健康影響を考えれば、このような研究が許されるはずがありません。倫理的な問題はなくても割付が不可能な曝露（遺伝的背景など）や事実上不可能な曝露（収入や学歴など社会経済因子など）もあります。さらに介入研究は実施することができるタイミングが限られているという問題点もあります。対象者本人の意思にかかわらず曝露を割り付けるのですから、観察研究である程度の有効性と安全性が確認された曝露しか対象にできません。しかし、観察研究などで有効性の評価が定まってしまえば、非介入群に対する倫理的な問題から、やはり実施できなくなります。近年あちらこちらで見かけるAED（自動体外式除細動器）の有効性は、後者の理由により介入研究で確認することは今となっては不可能でしょう。さらに、最近よく言われるようになってきたことは、「介入研究はreal world（実際の現場）を反映していない」という点です。後述のように、介入研究への対象者の参加は本人の参加への同意が前提となります。さらに、結果の解釈を容易にするため、あるいは対象者募集を単純化するために、対象者の姓、年齢、病状（ステージなど）などを限定することは良くあります。そうすると、介入研究の対象者は全体から見ると偏った集団で、得られた結果の外的妥当性は低くなる、という問題点です。これを問題点と言って良いのかどうかは微妙ですが、前述の通り、対象者の研究参加への同意は必須項目で、基本的には同意文書が必要です。同意の前提となる研究の説明と合わせて、研究者の負担は相当のものがあります。

二重盲検化という用語があります。介入研究において、無作為割付に従って介入（曝露）を与える研究者も、対象者も当該対象者が介入群なのか非介入群なのかについての情報を持たない、ということです。古典的には新薬の介入研究で非介入群には剤状（見かけや味など）を合わせた偽薬（プラシーボ）を作成し、これを投与する医師も対象者（患者）も新薬か偽薬かについては知らされないようにします。どちらであるかを知ることにより、帰結に偏り（情報の偏り）が発生することを抑えるためです。しかし、薬効の評価であれば偽薬を作成する（実は結構大変で、経費もかかります）ことで一定の解決となりますが、薬物療法と手術の比較などでは盲検化のしようがありません。最も重要なのは、帰結の評価（例えば改善したかどうか、など）を行う場合に，これを行う評価者が個々の対象者の曝露の有無に関する情報を持たずに行うことなのです。例えば、抗癌剤により腫瘍が縮小したか否かを画像（CTやMRIなど）で判定する際に、画像を読む医師にはその画像が介入者のものなのか、それとも非介入者のものなのかを知らせずに評価させると言ったことです。なお、新薬の有効性に関するRCTでは、対照群にプラシーボではなく、従来の薬を使用するのが一般的です。また、「非劣性試験」といって、新薬が従来薬と比較して効果に差がない（しかし、副作用が少ないとか、製造工程が簡便である、といった利点はある）ことを確認するRCTもあります。

文献レビューとメタ・アナリシス（解析）

前述の通り、疫学では経験論的法則を導き出すことを目的としており、この点から同様の研究でも複数の論文があることは枚挙に暇がありません。そして、これらをレビューして、最終的に経験論的法則を決定する作業が必要となります。これが文献レビューという作業であり、その結果をまとめた論文のカテゴリーが総説です。

以前は長年1つのテーマに取り組み、自らの研究を進める上で収集した論文をまとめた総説がほとんどでした。当然のことながら総説の筆者は長年その研究一筋の、比較的高齢の大先生でした。

ところが近年は、例えば米国のNational Institute of Healthの中のNational Library of Medicineが提供しているPubMed（https://pubmed.ncbi.nlm.nih.gov/?otool=ijpjmslib）のようにIC環境を利用した文献検索システムが充実して、キーワードを入力すればそれに関連する論文のリストがたちどころに入手できる環境となりました。また多くの論文は電子化され、居ながらにして自分のPCから論文をpdfファイルで入手し、閲覧できるようにもなりました。そこで文献レビューと総説の刊行が盛んになり、それはそれで結構なことではありますが、一方でその分野に明るくない研究者（大学院生レベル?）が考察の甘い総説を発表しているような風潮も見かけられます（筆者の偏見であれば良いのですが）。

論文検索の時にキーワードに関してPICO、あるいはPECOという言葉があります 。Patient 、Intervention (Exposure) 、Comparison、Outcomeの頭文字で、対象とする患者、介入（曝露）、比較対照、帰結の4項目を明確化することによって、問題を明確化することです。例えば

・収縮期血圧140~159mmHgの患者に対して（P）

・降圧剤Aを使用することにより（IまたはE）

・従来薬のBを使用する患者と比較して（C）

・どの程度血圧低下の成果が得られるか（O）

といったことを明確化し、これらをキーワードとして文献検索することによって関連する文献に関する情報を入手することができます。観察研究と比較して介入研究の方がこれらの点に付いて焦点が絞られていることが多い（従って、「real worldを反映しない」という批判が起こる）ため、介入研究に関する文献レビューが盛んに行われています。なお、PICOは研究計画を作成する出発点としての研究課題の抽出の際にも使用されます。

さらに、このような作業によって得られた文献に記載された結果を

基に、そこで示された相対危険などを数学的に統合する作業も行われます。これをメタ・アナリシスと呼びます。メタアナリシスを行うことにより、より精度の高い（＝95%信頼区間の幅が狭い）結果を得ることがでます。ただし、ここで注意しなければならないことは、出版バイアスの問題です。研究を実施しても、差がある結果のものは積極的に雑誌に投稿されて論文として公表され、文献検索でも上がってくるのに対して、結果に差がない研究は投稿されずに終了してしまう、そうすると差がある結果ばかりが出てきて、結果として「差がある」として誤った結論を導くおそれがある、ということです。これを防ぐ手段として研究登録制度があり、研究計画段階で公の登録機関に研究の実施を登録・公開する制度です。現在では介入研究では必須、観察研究でも奨励されています。大学病院医療情報ネットワークセンターが管理するUMIN臨床試験登録システム（https://www.umin.ac.jp/ctr/index-j.htm）等があります。

根拠に基づく医療

以前の医療は、極論すれば医師の経験と勘を元に行われていました。そしてこの経験と勘は大学の医局という制度のもとで伝承・発展してきました。

しかしこれではいけないと言うことで、1990年代から**根拠に基づく医療**(Evidence-based Medicine：**EBM**)ということが言われ始めました。ここで言う根拠とは、患者を対象としたきちんとした研究手法によって得られた成果、ということです。医学を含む保健科学の法則のほとんどは経験論的法則で、これらは経験に基づいていますが、EBMでは正当な方法論による経験の集大成で得られた結果を根拠として扱うという点が、それまでの「経験と勘」の医学とは異なっています。

表5-1に、一般に言われているもととなる方法論別の根拠のレベルを示します。興味深いのは、これまで本書で解説してきた研究手法で、後半で解説した手法で得られた結果ほど根拠のレベルが高いということです(本章の生態学的研究と横断研究は例外です)。これはしかし、より高いレベルの根拠を得るために進歩してきた方法論によるものであり、考えようによっては当たり前のことです。

表5-1　根拠(エビデンス)レベルの分類

1a	ランダム化比較試験(RCT)のメタ・アナリシス
1b	1つ以上のRCT
2a	前向きコホート研究
2b	過去のデータを用いたコホート研究
3	症例・対照研究
4	対照群がない観察研究
5	症例報告(1例報告、複数の症例)
6	専門家の意見(専門家委員会の報告)

この根拠のレベルを元に、多くの診療ガイドラインなどが作成されています。筆者の関与した最近のものに、直接の診療ではありませんが、「プリオン病感染予防ガイドライン（2020年版）」（http://prion.umin.jp/guideline/cjd_2020.pdf）があります。表5-2にこのガイドラインで取り上げられている項目の一覧を示します。項目は多岐にわたっていますが、それぞれの項目で推奨のレベルが示されています。表5-3に一般に使われている推奨のレベルと根拠の強さを示します。また、このガイドラインでは冒頭にそれぞれの章における文献検索の際のキーワードも提示されています。

根拠に基づく医療の根拠は必ずしも介入研究によるものだけではありませんし、また制度的問題などは臨床データによる根拠なしに示されることもあります（プリオン病感染ガイドライン2020年版のCQ13-1等が該当します）。また、本書で後に示す研究方法ほどレベルの高い根拠を得ることができることは前述しましたが、疾患の初期の段階（いまだに原因不明の川崎病は、いまだに疾患初期の段階と言うこともできます）では症例報告や複数の症例のまとめ（ケース・シリーズ：川崎病における1967年の最初の50例の論文がこれに相当）が重要な役割を演じます。

表5-2　プリオン病感染予防ガイドライン2020年版で取り上げられている事項

第1章　プリオンとプリオン病 CQ1-1：プリオンとは何ですか。 CQ1-2：プリオンの感染はウイルスや細菌の感染とどのように違うのですか。 CQ1-3：プリオン病とはどのような病気ですか。
第2章　プリオンの不活性化 CQ2-1：プリオンに対して通常の感染症に対する滅菌（不活性化）法は無効ですか。 CQ2-2：プリオンの滅菌（不活性化）法として推奨できるものはありますか。
第3章　ハイリスク手技に用いられた手術器 CQ3-1：手術器械を介したプリオン感染の予防法として何が推奨されますか。 CQ3-2：プリオン対策に「手術器械の再生処理方法の基本原則」は推奨できますか。 CQ3-3：プリオン不活性化を目指した信頼性の高い実践的な滅菌法として何が推奨されますか。
第4章　脳神経外科手術 CQ4-1：脳神経外科の手術器械はどのような滅菌法が推奨されますか。 CQ1-2：過酸化水素低温ガスプラズマ滅菌はどのような場合に推奨されますか。
第5章　眼科治療 CQ5-1：眼科手術におけるハイリスク手技は何ですか。 CQ5-2：角膜移植によりプリオン病に感染する可能性がありますか。
第6章　歯科治療 CQ6-1：歯科治療におけるハイリスク手技は何ですか。 CQ6-2：歯科治療におけるプリオン病の感染予防策として何が推奨されますか。
第7章　整形外科治療 CQ7-1：整形外科手術におけるハイリスク手技は何ですか。 CQ7-2：整形外科手術におけるハイリスク手技に対する感染予防対策として何が推奨されますか。
第8章　消化管内視鏡検査 CQ8-1：通常の消化管内視鏡洗浄・消毒法でプリオンの不活性化はできますか。 CQ8-2：消化管内視鏡検査・治療でプリオン病は感染しますか。

第9章　非侵襲的医療行為と看護ケア CQ9-1：ア非侵襲的診療、看護でもプリオン病は感染しますか。 CQ9-2：針刺し、メスでの切創、体液の眼球への飛沫汚染などの場合，どのような対応が推奨されますか。
第10章　剖検・病理標本作成（含む針刺し事故） CQ10-1：プリオン病の安全な病理解剖，病理標本作製としてどのような方法が推奨されますか。
11章　アルツハイマー病、パーキンソン病、多系統萎縮症などの神経変性疾患 CQ11-1：アルツハイマー病、パーキンソン病、多系統萎縮症などの神経変性疾患が個体間を伝達するエビデンスはありますか。 CQ11-2：アルツハイマー病、パーキンソン病、多系統萎縮症などの神経変性疾患の個体間伝達を予防する方法として何が推奨されますか。
第12章　倫理的問題と心理支援 CQ12-1：プリオン病の感染予防に関連した患者や家族の心理支援のポイントは？ CQ12-2：プリオン病の感染予防に関連して留意すべき倫理的問題は？
第13章　社会的問題 CQ13-1：プリオン病感染予防に必要な経費は誰が負担するのですか。 CQ13-2：インシデント・ケースが発生した場合に必要な経費は誰が負担するのですか． また、公表は必要ですか。 CQ13-3：プリオン病患者を在宅や施設で介護できますか。
第14章　プリオン病インシデント事例への対応 CQ14-1：プリオン病のインシデントとはどの様なことですか。 CQ14-2：プリオン病のインシデントではどの様な対応が推奨されますか。

CQ：clinical question

表5-3　推奨レベルの分類

推奨の強さ	
グレードA	強い科学的根拠があり、行うよう強く勧められる
グレードB	行うよう勧められる
グレードC1	行うことを考慮してもよいが、十分な科学的根拠がない
グレードC2	科学的根拠がないので、勧められない
グレードD	無効あるいは有害性の科学的根拠があり、行わないよう勧められる
根拠の強さ	
グレードA	言いきれる強い根拠がある
グレードB	言いきれる根拠がある
グレードC	言いきれる根拠がない

おまけ

本章の最後で紹介したプリオン病感染ガイドライン2020年版に関連して２題。

このガイドラインをご覧頂くとすぐに分かりますが、多くの項目で推奨レベルがC1（行うことを考慮してもよいが、十分な科学的根拠がない）となっています。これについて不審（不安）に思う方もいると思いますが、現段階では根治療法がなく予後不良の疾患の予防法に関するRCTを行うことは不可能であり、実験結果や観察研究の結果しか利用できないことに起因しています。

もう１点は、根治療法がない予後不良の感染症ですが、一定の注意（それも特別なことではなく、標準予防策［すべての患者の血液、体液（汗を除く）、分泌物、排泄物、傷のある皮膚、粘膜は伝播し得る病原体を含んでいるかもしれないとみなして取り扱う］）で充分であり、医療機関ではなく施設や自宅でも介護できる、という点です。この点は「一緒にいるだけでも感染の可能性がある」呼吸器系の感染症（新型コロナウイルス感染症など）とは異なることは充分にご理解ください。

第6章

その他の疫学研究
（自験例より）

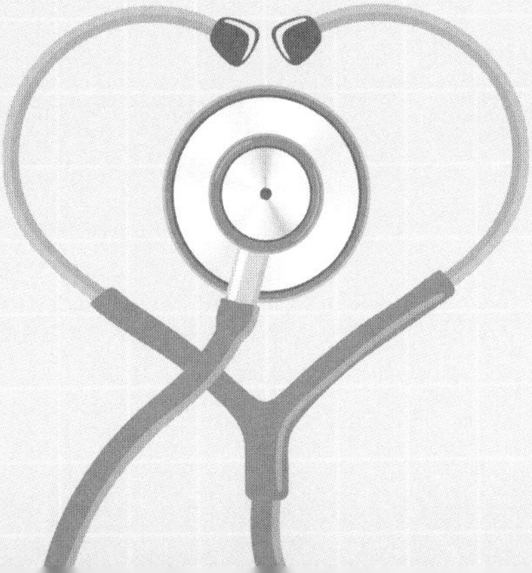

本章では、本書で紹介した以外の筆者がこれまで行った疫学にまつわる研究を紹介いたします。疫学の範囲の広さを感じていただければ幸甚です。

筆者の専門分野として、「すきま産業」ならぬ「すきま疫学」と、半分冗談、半分本気で自称しています。加えて、ほとんどの研究は自主的にアイデアを出して行ったものではなく、請われて行ったものです。これは、健康上の問題を抱えた人が解決のために医師を受診するのと同様に、健康上の問題を抱えた社会が公衆衛生学者（＝社会医学者）に相談するものだと理解しています。「患者は藪医者にはかからない」とすれば、いろいろな話が舞い込んでくることはすきま疫学者としては誇っても良いことかもしれません。

なお、基本的には研究を行った順に紹介しますので、分野はあちこちに飛びます。そのつもりでお読みください。

（1）麻雀荘のA型肝炎

筆者が本格的な保健所勤務を始めた1983年4月から2か月ほど経過した6月初め、保健所長から呼ばれて「管内の病院長から電話があり、A型肝炎の患者が複数入院していて、患者同士が面識がある」ということで、調査を行うようにという指示がありました。患者は特定の麻雀荘の客で、麻雀荘の経営者が1か月前ほどの5月の大型連休中にA型肝炎に罹患していたことが判明しました。経営者は麻雀荘と同じ敷地内にある自宅に住んでおり（図6-1参照）、自宅・麻雀荘とも敷地内の浄化槽（単独処理槽：屎尿のみの処理）でのし尿の処理でしたが、浄化槽の定期点検は行っていませんでした。また、飲料水として使用していた水は自宅敷地内の浅井戸で、定期的な水質検査は実施されておらず、塩素滅菌装置も設置されていませんでした。

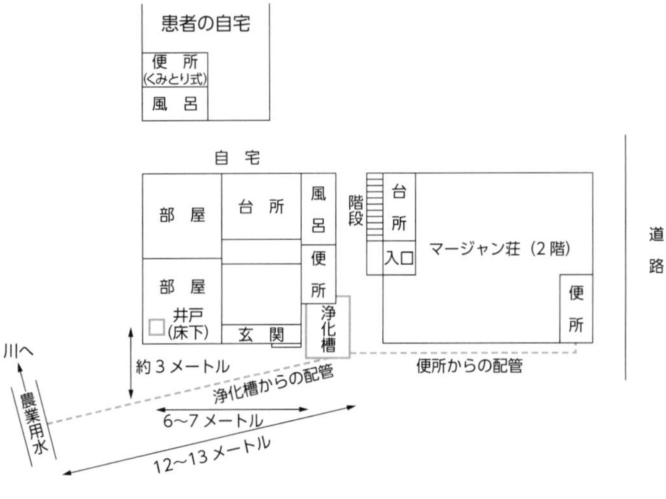

図6-1　マージャン荘の配置

表6-1に示すように、井戸水からは大腸菌が検出されました。合計患者数は経営者を含めて41人、潜伏期間や環境に関する検査の

結果から麻雀荘の経営者を発端者とする集団感染と断定しました。発症者からの３次感染がないかどうかを監視しましたが、幸いなことに２次感染で終息しました（図6-2参照）。

潜伏期間約１か月という疾患の特徴から、予防策や感染拡大防止策を講じることはできませんでしたが、筆者にとっては印象深い事件でした。なお、この論文は筆者が書いた２番目のものですが、これを含めてこの次に執筆した最初の３論文が原稿用紙に手書きのもので、それ以降はすべてワードプロセッサ（専用機ではなくPCのアプリケーション利用）で書いたものです。

表6-1　マージャン荘で使用していた井戸水の水質検査結果

検査項目	結果	水質基準値（当時）
色度	9度	5度以下
濁度	2度	2度以下
アンモニア性窒素	0.08 mg/l	―
硝酸性窒素および亜硝酸性窒素	4.9 mg/l	10 mg/l以下
塩素イオン	26.7 mg/l	200 mg/l以下
有機物等（過マンガン酸カリウム消費量）	3.9 mg/l	10 mg/l以下
鉄	0.19 mg/l	0.3 mg/l以下
カルシウム・マグネシウム等（硬度）	89.2 mg/l	300 mg/l以下
pH値	6.4	5.8-8.6
臭気	なし	異常でないこと
一般細菌	9000/1 ml	100/1 ml 以下
大腸菌群	※下記参照	検出されないこと

※その他の結果
沈殿物あり
大腸菌最確数　54000/100 ml
糞便性大腸菌数　288/100 ml

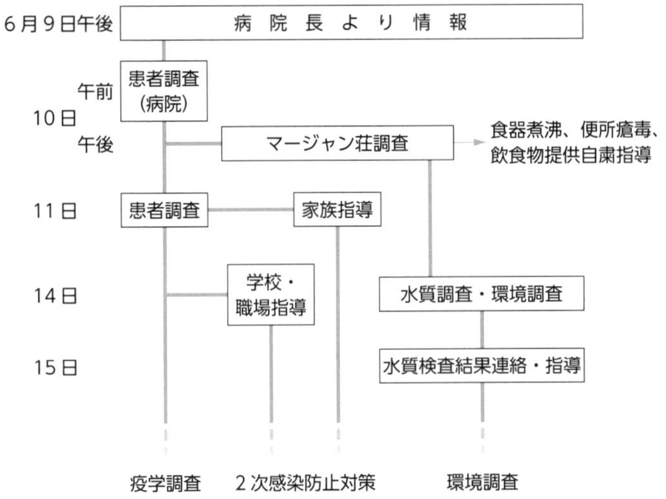

図6-2　マージャン荘A型肝炎集団発生における対策実施状況

中村好一，他．マージャン荘の井戸水が原因と考えられたA型肝炎の流行．日本公衆衛生雑誌 1984；31：403-410.

（2）感染症サーベイランスデータ解析

わが国の感染症サーベイランスシステムは1981年7月から始まりました。全国約2000か所の医療機関（主として診療所）を定点観測地点とし、18疾患について前の週の新規受診患者数を定点観測医療機関から都道府県を通じて報告し、国立感染症研究所で全国集計していました。

この研究では1985年、1986年2年間（105週）を観察対象とし、主として小児が罹患する12の感染症について都道府県別の発生状況を観察しました。そしてその結果から、12の感染症の流行パターンを5つに区分しました。見本として図6-3に風疹、図6-4にロタウイルス感染症を示します。この図の見方ですが、横軸が時間（1985年第1週〜1986年第52週の105週）、右上から左下への斜めの軸が都道府県（47都道府県、概ね北から南へ、1：北海道、5：秋田、10：群馬、15：新潟、20：長野、25：滋賀、30：和歌山、35：山口、40：福岡、45：宮崎）、垂直軸が患者数（1定点あたり平均）です。提示した2つの疾患で流行のパターンが全く異なるのが一目瞭然です。

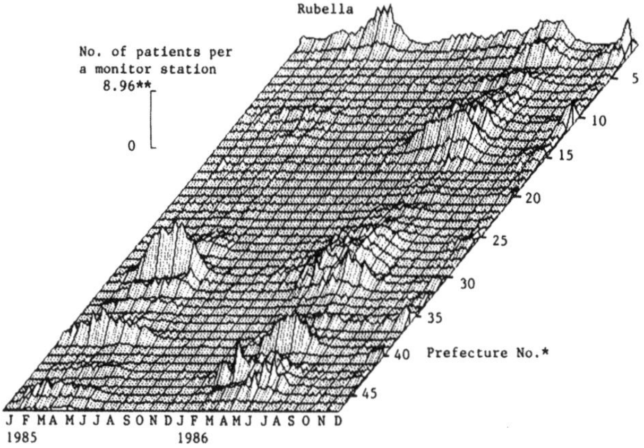

図6-3　風疹の流行状況（週別・都道府県別、1985-1986年）

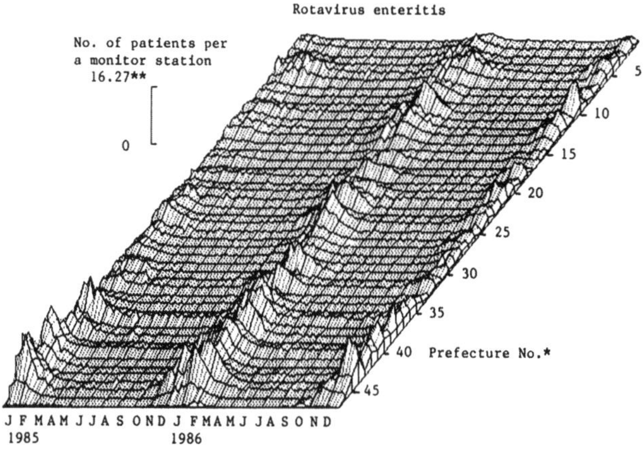

図6-4　ロタウイルス感染症の流行状況（週別・都道府県別、1985-1986年）

これらの図を元に12疾患の流行パターンを区分したのが表6-2です。この表で注意して頂きたいのは、これはあくまでの研究当時のもので、その後、予防接種の導入などにより流行パターンが全く変わった疾患もあります。

表6-2　感染症の発生パターン区分（1985、1986年データより）

短期間での全国的な流行	ロタウイルス感染症 手足口病 ヘルパンギーナ
長期間での全国的な流行	水痘
いくつかの地域での同時流行	風疹 伝染性紅斑
異なる時期でのいくつかの都道府県の長期間の流行	麻疹 流行性耳下腺炎 百日咳 溶連菌感染症 異形肺炎
不明瞭な流行パターン	突発性発疹

注）このパターンは当時のものであり、予防接種システムなどが異なる現在では異なるパターンのものもある

この研究で苦労した点を2点。第1はデータ入力です。使用したデータは105週×47都道府県×12疾患＝59,220、改めて今、計算してみて、膨大さに驚きました。現在のように国立感染症研究所のサイトで公開（https://www.niid.go.jp/niid/ja/idwr.html）されているのとは異なり、すべて紙ベース、しかも週単位に都道府県別疾患別患者数が提示されていたため、これをすべて手入力、加えて

現在のような便利なスプレッドシート（エクセルなど）がない時代でしたので、とても大変でした。もう1点はグラフ作成です。まだはしりの時代のPCで、当時使用してたBASICという言語でプログラムを書いて、作成しました。最初は47本の線を並べただけでしたが、それでは特徴がはっきりしませんでしたので、都道府県を斜めに配置し、しかも連山を鳥瞰するように隠れた部分を消す（そのために1つの都道府県のグラフを書いた後、そのグラフの下にある部分をすべて消去し、その後に次の都道府県のグラフを描く、という「技」を編み出しました）という工夫を施しました。現在の環境であれば、サイトからデータをダウンロードし、アプリケーションであっという間にできそうな作業です。

Nakamura Y, et al. Epidemic patterns of infectious diseases from the results of the surveillance of infectious diseases in Japan. Pediatr Infect Dis J 1988;7:262-266.

（3）潰瘍性大腸炎の症例・対照研究

難病の1つである潰瘍性大腸炎の危険因子を明らかにする症例・対照研究です。現在の難病法（難病の患者に対する医療等に関する法律）における指定難病の中では比較的患者数が多い疾患ですが、コホート研究を行うことができるほどの患者がいるわけではなく、やはり症例・対照研究です（第４章参照）。1988年4月から1990年3月までに、当時の難病の医療費公費負担制度である「特定疾患治療研究事業」に居住地の保健所を通じて申請を行った潰瘍性大腸炎患者を症例、１例の症例に対して保健所で検診その他で把握できた住民の中から性と年齢（症例と５歳以内）をマッチさせて１例の対照を選んでいただき、自記式調査票（郵送）でデータ収集を行いました。全国で93の保健所（当時は約800の保健所があったので10%以上）の協力を得て、男185組、女199組の症例・対照のペアが集まりました。

解析の結果、気管支喘息の家族歴と種々の性格（ただしこれは発病によって変化した可能性も否定できません）がリスクを上昇させ、喫煙と飲酒がリスクを軽減させる（予防的に働く）ことが明らかになりました。

さらに喫煙と飲酒を詳細に解析すると、喫煙と飲酒はリスクを軽減するのに対して、喫煙中断はリスクを上昇させていることが明らかになりました。喫煙と飲酒には量・反応関係（この場合は、喫煙や飲酒量が多いほど予防的効果が大きい）があることも判明しました。喫煙が予防的に働くことはこの研究以前からも言われていましたが、飲酒についても同様の傾向があることを示した２番目の研究となりました。

この結果より、潰瘍性大腸炎を防ぐということで喫煙や飲酒を推奨するつもりは全くありません。潰瘍性大腸炎と同様に「炎症性腸疾患」に分類されるクローン病（これも指定難病です）は喫煙によってリスクが上昇することが明らかですし、これ以外の健康影響を考えるまでもなく、特に喫煙は止める（始めない）べきです。しかし、これらの結果は疾患発生のメカニズム解明には重要な役割を演じます（ただし、残念ながらいまだに解明されているわけではありませんが）。

余談を2つ。この研究では潰瘍性大腸炎だけでなく、後縦靱帯骨化症、全身性エリテマトーデスなど4疾患の症例・対照研究を同時に行いました。詳細は文献を参照してください。もうひとつ。筆者は当時保健所に勤務していて、実際のデータ収集を行いました。対照選定については保健所で実施した検診の受診者に結果が出た段階で「異常ありませんでした」と電話連絡（通常はしませんが）を行い、その際に調査への協力依頼を行いました。これを聞いていた保健所の他の職員から「あんたは畳の上では死ねんよ」と言われました。

Nakamura Y, et al. A case-control study of ulcerative colitis in Japan. J Clin Gastroenterol 1994;18:72-79. DOI:10.1097/00004836-199401000-00017.

Nakamura Y, et al. A case-control study of ulcerative colitis with relation to smoking habits and alcohol consumption in Japan. Am J Epidemiol 1994;140:902-911. DOI:10.1093/oxfordjournals.aje.a117178.

Nakamura Y, et al. A case-control study of ossification of the posterior longitudinal ligament of the spine in Japan. J Epidemiol 1995;529-533.

Nagata C, et al. Systemic lupus erythematosus: a case-control epidemiologic study in Japan. Int J Dermatol 1995;34:333-337. DOI:10.1111/j.1365-4362.1995.tb03614.x.

（4）喫煙習慣と飲酒習慣の関連

交絡因子については第３章で説明したとおりです。そして、喫煙と飲酒を危険因子として論じる際には、それぞれが互いに交絡因子として働くことが推測され、そのために制御が必要です。ここでおさらいですが、飲酒とある帰結の関連の観察において喫煙が交絡因子として作用するとすれば、（1）喫煙が帰結の危険因子である、（2）喫煙と飲酒が関連する、という2点を満たす必要があります。そして、一般的には喫煙者は酒を飲む、ということが信じられています。

しかし、実は両者（喫煙と飲酒）の関連を観察した研究はあまりありません。そこで、1990年の循環器疾患基礎調査（国民栄養調査［現在の国民健康・栄養調査］の対象者に対して追加調査を行ったもの）の個票が利用できたので、両者の関係を観察しました。

結果は図6-5に示すように、喫煙と飲酒は関連していることが判明しました。この図とは表現が逆ですが、非飲酒者に対して飲酒中断者の喫煙中断者であるオッズ比は4.12、喫煙者であるオッズ比は2.68、飲酒者の喫煙中断者であるオッズ比は2.81、喫煙者であるオッズ比は3.34でした。最も強い関連が観察されたのは飲酒と喫煙のともに中断で、その背景として病気や体調不良により飲酒も喫煙も止めた人の存在が推察されます。なお、飲酒・喫煙と運動習慣の有無の関連も観察しましたが、こちらはいずれも関連はありませんでした。

わが国の住民から無作為抽出したデータを解析した結果であり、外的妥当性（わが国における通常の人への結果の当てはめ）は高い研究です。

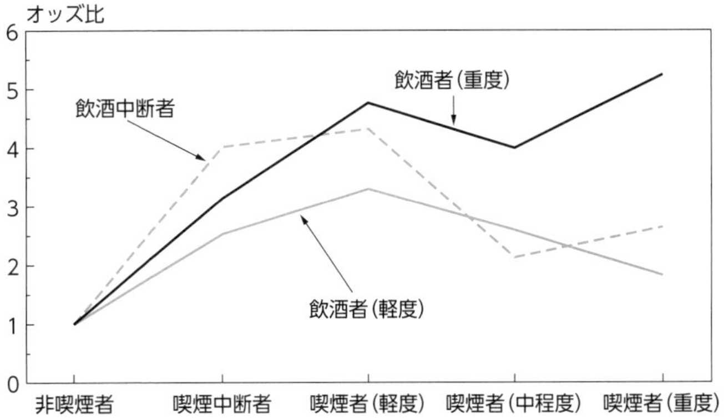

喫煙者(軽度)　：1日15本未満　　飲酒者(軽度)：1日エタノール40g未満
喫煙者(中等度)：1日15−24本　　飲酒者(重度)：1日エタノール40g以上
喫煙者(重度)　：1日25本以上

図6-5　喫煙習慣と飲酒習慣の関連（1990年循環器疾患基礎調査）

Nakamura Y, et al. Relationships between smoking habits and other behavior factors among males: from the results of the 1990 National Cardiovascular Survey in Japan. J Epidemiol 1996;6:87-91. DOI:doi: 10.2188/jea.6.87.

(5) 家族歴の評価法

検診や医療機関への受診時、あるいは研究などでは家族歴を聴取することが一般的です。対象とする疾患と同じ疾患、あるいは関連する疾患（例えば特定の部位の癌を対象とする際の他の部位の癌）を血縁関係にある家族も罹患した経験があるか否か、ということです。これに関して以前より疑問に思っていたのが、家族歴の対象である家族の年齢を無視してただ「あり／なし」だけの評価で果たして良いのか、という点です。あるいは、兄弟姉妹の家族歴だと、一人っ子の場合はそれだけで「兄弟姉妹の家族歴なし」という評価になります。

具体的な例で説明しましょう。40歳の人への胃癌の家族歴の聴取を想定します。Aさんの父親はAさんが子供の頃死亡しました。比較的若い時の死亡なので、胃癌罹患は死ぬまでありませんでした。Bさんの父親は現在も健在（75歳）で、胃癌の罹患はありません。年齢だけを考慮した場合、若い時に死亡したAさんの父親よりも比較的高齢まで生きているBさんの父親の方が胃癌罹患のリスクは高いはずです。従って、両者の「胃癌家族歴（父親）なし」を同等に扱って良いのか、という問題です。

そこで、この問題を解決するために、家族歴の対象者の観察する状態の罹患率を求め、疫学研究では比較する2つの群において「あり/なし」を評価するのではなく、2群間の罹患率の比較を提唱しました。具体的には胃癌発症に父親の胃癌家族歴が関与しているかどうかを観察する疫学研究で、胃癌群と対照群の父親の胃癌罹患の有無を比較するのではなく、それぞれの対象者の父親の胃癌罹患率（長寿だとその分高くなります）を計算して、これを両群で比較するという手法です。家族歴聴取で「あり」の場合に罹患時の年齢、なしの場合には何歳まで生存したか（あるいは生存している場合には現在何歳か）の情報を追加して入手する必要がありますが、一定の限度内ではありますが、偏りの除去は可能となります。表6-3にわが国の当時の癌罹患率を用いて、単に「あり/なし」のデータでの観察と、罹患率を用いた観察結果の違いを示しました。この違いを大きいと見るか、それともたいしたことはないと見るかは主観の問題ですが、罹患率が高い疾患を家族歴として観察する場合には配慮が必要であることを示しました。

Nakamura Y, et al. Family history evaluation in epidemiologic studies; an evaluation of bias in the conventional methods and a proposal of a new one. J Epidemiol 1997;7:21-25. DOI:10.2188/jea.7.21.

6

表6-3. 胃癌（男）と乳癌（女）の家族歴の補正

観察された相対危険	偏りを除去した相対危険	
	胃癌（男）	乳癌（女）
1.2	1.203	1.200
1.5	1.509	1.500
2.0	2.022	2.001
2.5	2.546	2.503
3.0	3.074	3.004
3.5	3.609	3.506
4.0	4.151	4.008
4.5	4.699	4.511
5.0	5.254	5.014

（6）患者数の将来推計

厚生労働省が3年に1回実施している患者調査は、全国の医療機関から無作為抽出された対象機関に、特定の1日の受診患者と、その前の月1か月の退院患者に関する情報提供を求め、全国（あるいは2次医療圏ごと）の医療機関を受診する患者数を推計する調査です。この結果を参照する際に注意しなければならないのは、「推計患者数」（これを人口で除したものが「受療率」）と「総患者数」という似ていますが全く異なる用語があるということです。推計患者数は調査日当日に医療機関を受診（入院、入院外［外来、在宅医療など］）

した人の数です。一方で、外来患者は毎日受診する人もいますが、多くの場合には一定の受診間隔を置いての受診です（1週間おきとか、4週間おきとか）。そうするとこのような患者でたまたま調査日に受診した人はカウントされて推計患者数に入りますが、調査日当日受診しなかった患者はカウントされません。そこで、患者調査では外来患者について前回の受診日に関する情報を入手していますので、例えば受診間隔が7日であれば、このような1人の患者の陰に5.5人（この当時は医療機関の多くは土曜日の午後は外来は行わなかったため）の同様の患者でたまたま調査日当日に受診しなかった者がいると仮定して、このような患者を含めた推計値が総患者数となります。

以前の患者調査では総患者数は公式の報告書には掲載されていませんでした。これは患者調査の目的が医療の供給体制が適切か否かを評価するための基礎資料という位置づけであり、そのために推計患者数しか必要がない、という発想だったのでしょう。そして、総患者数の計算は非公式に行われ、学術論文などとして公表されていました。これを正式に患者調査の報告書に掲載するための理論的な根拠などを与えるために研究班が組織され、私自身はそれまでの非公式な研究における総患者数の計算方法や使用方法をまとめるという役割を担いました。検討結果は参考論文をご参照ください。またこの研究の成果を受けて、その後の患者調査の報告書には総患者数が掲載されるようになりました。

この研究を行う中で、厚生省（当時）から患者調査実施年別の疾

6

患別性・年齢階級別総患者数のデータを入手しました。これをもとに、総患者数の将来推計を行うことを試みました。まずは循環器疾患（高血圧性疾患、脳血管疾患、虚血性心疾患）で行い、結果は図6-6に示すとおりです。方法は単純で、性・年齢階級ごとに1984年から1993年までの4年分の各疾患の有病率（＝総患者数／人口）を求め、これが1次線型モデル（y＝ax＋b：yは有病率、xは年次）を使って有病率の症例推計を行い、得られた推計有病率に将来推計人口を乗じた数を将来推計患者数としました。

循環器疾患でうまくいったので、その後、味をしめて、気管支喘息、精神疾患、糖尿病などで同様の推計を行いました。詳細は文献をご覧下さい。

橋本修二，他．厚生省患者調査に基づく総患者数の推計方法に関する検討．厚生の指標 1994；41(6)：3-12.

中村好一，他．厚生省患者調査に基づく総患者数の応用に関する研究．厚生の指標 1994；41(10)：26-33.

中村好一，他．循環器疾患総患者数の将来推計：厚生省患者調査より算出された総患者数をもとに．日本公衆衛生雑誌 1997；44(4)：265-272.

中村好一，他．気管支喘息総患者数の将来推計：厚生省患者調査をもとに．厚生の指標 1997；44(6)：10-14.

Nakamura Y, et al. Estimation of the future numbers of

patients with mental disorders in Japan based on the results of National Patient Surveys. J Epidemiol 1997;7:214-220. DOI:10.2188/jea.7.214.

中村好一，他．糖尿病患者有病率・患者数の将来推計：厚生省患者調査をもとに．日本衛生学雑誌 1998；52：654-660.

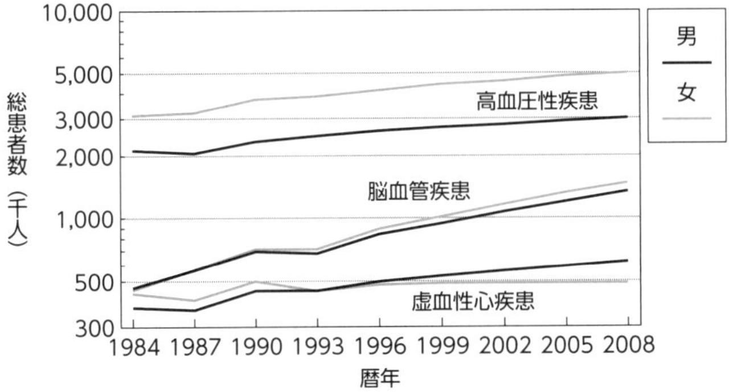

1984〜1993年は患者調査からの推計数、
1996〜2008年は1993年までのデータを外挿した推計数。

図6-6　循環器疾患総患者数の将来推計（性・疾患別）

（7）母乳中のダイオキシンとアトピー性皮膚炎

1990年代にダイオキシン類（ジベンゾダイオキシン、ジベンゾフラン、コプラナーPCB）汚染問題が顕在化し、特にごみ焼却場からごみの燃焼に伴って排出されるダイオキシン類が問題となりました。ごみ焼却場において比較的低温で焼却される石油化合物（プラスチックなど）からの排出が大きいとされ、その後高温での焼却が普及するに従って排出源に対する対策は一応完了しました。

ダイオキシン類は主として経口摂取で人体に入りますが、脂溶性のために人体からの排泄が難しく（水溶性であれば尿中に含まれて排泄されます）、そのために体内に蓄積されていきます。一方で母乳は脂肪分に富んでおり、女性にとっては授乳がダイオキシン類の体内からの排泄の大きな機会となります。しかし母乳を通じてのダイオキシン類の母親から乳幼児への移行は乳幼児の健康の観点からは問題となります。

そのような中で、母乳を介しての母親から移行したダイオキシン類が乳幼児のアトピー性皮膚炎（AD）を惹起しているとの仮説が提唱されました。たまたま、栃木県の全市町村にお願いして、1997年9月、10月に実施された3歳児健康診査受診者に対する調査票があったので、これを解析しました。作業仮説として、母乳中のダイオキシン類が乳幼児のADの危険因子であるのであれば、(1) 母乳栄養の子供の方が人工栄養の子供よりもADの頻度が高い、(2) 前述の通り授乳はダイオキシン類排泄の大きな機会であり、第1子の母乳よりも第2子の母乳の方が濃度が低い、従って同じ母乳栄養であっても第1子の方が第2位以降の子供と比較してADの頻度が高い、ということが挙げられました。まず第1の結果は図6-7に示すように、母乳栄養の子供の方が人工栄養の場合よりもADの既往の割合が高いことが判明しました。しかし（2）の点に関しては、母乳栄養に限った第1子に対する第2子以降のAD既往の調整済みオッズ比は1.32（95%信頼区間：1.04-1.67）と第2子以降の方がリスクが高く、仮説を支持しませんでした。

そこでこれを全国に広げ、10都道府県60の市町村の1997年10月から12月までの3か月間の3歳児健康診査受診者を対象に同様の調査を行いました。その結果も母乳栄養児のAD既往は22.4%、人工栄養児では18.0%でしたが、統計学的には有意ではないものの、第2子以降でリスクの上昇（オッズ比1.14、95%信頼区間：0.92-1.42）が観察され、結論としては母乳栄養がADの危険因子であるとしても、ダイオキシン類以外のメカニズムを考えるべきであるとしています。

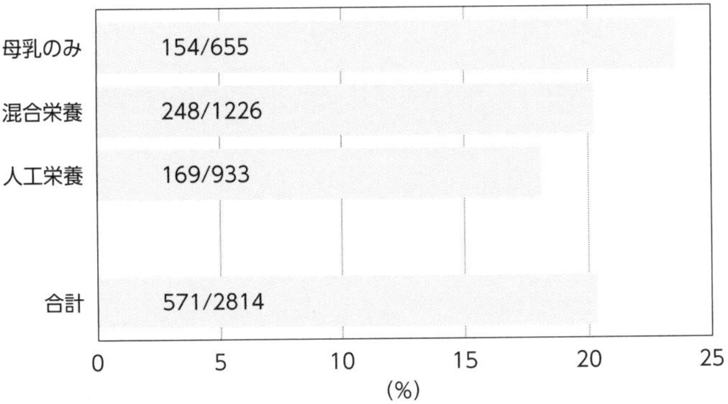

不明は除いて計算した　1997年9月・10月　栃木県データ

図6-7　乳児期の栄養方法別アトピー性皮膚炎既往の割合

なお、この研究の問題点としては、（1）母乳のダイオキシン類濃度を測定したわけではないこと、（2）AD既往も保護者（3歳児健診に子供を連れてきた者）の自己申告（検査を行ったわけではない）によるものであることなどが挙げられます。

中村好一，他．幼児のアトピー性皮膚炎と母乳の関係．日本公衆衛生雑誌 1999；46：298-303.

Nakamura Y, et al. Relationship between breast milk and atopic dermatitis in children. J Epidemiol 2000;10:74-78. DOI:10.2188/jea.10.74.

（8）HIV／AIDS感染経路不明者

HIV／AIDSは感染症法で5類感染症に指定されていて、診断した医師は7日以内に保健所に届出を行います。届出では患者名や住所は匿名で、性別、年齢、国籍、感染経路などの項目を報告します。1999年に現在の感染症法が施行される前は、エイズ予防法で同様の匿名による届出が行われていました。患者の人権への配慮から匿名の届出となっていますが、そのためにいくつかの問題が生じていることも事実です。第一に感染者/患者に対する個別の対策を講じることができません。患者が診断前に献血をしていれば、その血液（製剤）を廃棄する必要がありますが、匿名の届出のためにこれができずに、輸血による感染例がわが国でも報告されています。また、複数の届出が同一患者／感染者のものかどうかの確認の方法がないので、わが国のHIV／AIDS患者数は過大評価されています。さらに匿名化とは無関係ですが、診断から７日以内の届出義務（診断した医師の）のため、「感染経路不明」が相当数います。ちなみに、2017年では届出されたHIV感染者の9%、AIDS患者の16%が感染経路不明です（https://www.mhlw.go.jp/stf/wp/hakusyo/kousei/18/backdata/02-08-03-03.html）。この数字を逆に読むと、約９割の患者／感染者で感染経路が届けられていますが、性感染症の感染経路はセンシティブな情報であり、診断から１週間以内で医師が把握できていること事態が筆者には不思議に思えてなりません。

栃木県の協力を得て、1997年4月から1999年3月の２年間に同県に届出のあった40人の中の感染経路不明で届け出られた12人について、県から届出を行った医師に照会を行い、追加情報を収集しました。その結果、(1) １人は感染経路を明示して届出があった他の感染者／患者と同一人物であることが判明、(2) １人は再調査の結果、感染経路が判明、(3) 残り10人のうち (a) 診断から死亡までが短期間（４人）、(b) 診断後の受診なし（４人）、(c) 紹介先の医療機関を受診せず（２人）、ということが判明しました。

現在も続いている届出制度の問題点（ただし、解決方法は見当たりません）が明らかになると同時に、(3) (a) のようにHIV／AIDS全体の問題（この４人のほとんどはAIDSを発病してからの受診と考えられます）も明らかになりました。

中村好一，他．HIV／AIDS感染経路不明者の追跡調査と届出の問題点．厚生の指標 2001；48(5)：26-29.

（9）社会参加と主観的健康観

2000年に北海道から沖縄まで20の市町村（東京都特別区を含む）に依頼して65歳以上の在宅高齢者を無作為抽出（各市区町村300人ずつ）し、基本的には調査員の訪問による調査票の留置法で調査を行いました。対象者6,094人中5,565人（91.8%）から得た回答を解析した結果、主観的健康観（「あまり健康ではない」＋「健康ではない」に対する「非常に健康」＋「健康な方だと思う」）に関連する要因として社会活動参加（「楽しいから」のオッズ比：1.61［95%信頼区間：1.22–2.14］、「その他の理由で参加」のオッズ比：1.45［95%信頼区間：1.06–1.98］）との関連が観察されました。他の研究では主観的健康観が高い方がその後の死亡率や罹患率が低いことが示されており、これらの結果を総合すると、消極的な理由であっても高齢者が社会参加することによって、主観的健康観は上昇し、その結果として健康状態の向上が期待できることが推測されました。

中村好一，他．在宅高齢者の主観的健康感と関連する因子．日本公衆衛生雑誌2002；49：409-416.

(10) 亜急性硬化性全脳炎(SSPE)の記述疫学

亜急性硬化性全脳炎(SSPE)は難病の1つで、麻疹ウイルスに感染して麻疹を発症した後にウイルスが中枢神経系に移行して変異し、神経症状を起こす疾患です。麻疹は不顕性感染はないとされており、以前(筆者が子供の頃)は子供のうちに一度は感染/発症する疾患とされていましたが、予防接種の普及により現在では非常に少なくなっています。それでも国際的に見るとわが国は「麻疹輸出国」とみられていて、予防接種による完全制圧が望まれます。SSPEは麻疹罹患者の一部がある程度の期間を経てから発症する疾患で、根治療法は現在でもありません。わが国の人口動態統計では毎年1桁の死亡者が報告されており、2019年は男1人、女2人の合計3人の死亡でした。

この疾患は難病法による指定難病の1つで、潰瘍性大腸炎のところで紹介した臨床調査個人票のデータがあり、これを解析して疫学像を明らかにしました。対象は2001年(この疾患が特定疾患治療研究事業の対象となったのは1998年度からです)までの患者125人(男66人、女59人)です。発病時の平均年齢は10.3歳で、80%以上が2歳未満で麻疹に罹患していました。麻疹罹患からSSPE発症までの期間は図6-8に示すとおりで、平均8.8年、中央値7.8年、最短2月、最長23.6年でした。

若年齢の麻疹罹患がSSPEのリスクを上昇させることが示唆され、現在、予防接種法により1歳以上の小児に定期接種されている麻疹・風疹混合ワクチンの接種時期を若年化することが望まれます。

中村好一, 他. 臨床調査個人票からみた亜急性硬化性全脳炎（SSPE）の疫学像. 脳と発達 2003；35：316-320.

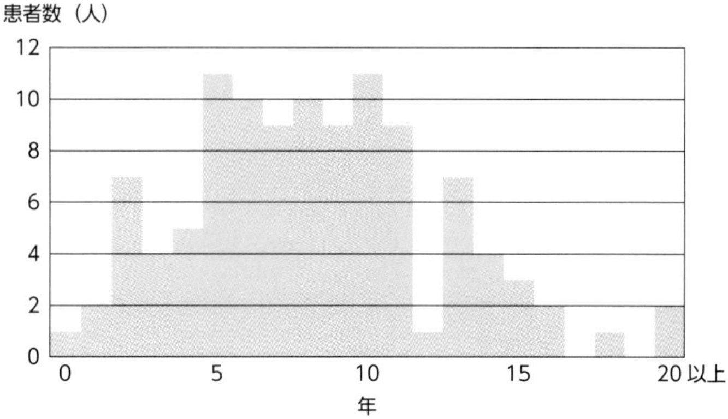

図6-8　麻疹罹患から亜急性硬化性全脳炎（SSPE）発病までの期間

(11) 自殺の警察データ解析

それまでは年間2万人程度で推移していたわが国の自殺死亡者数は、1998年に3万人を超え、自殺対策がそれまで以上に重要な公衆衛生的課題となりました。最近は徐々に対策が功を奏したこともあり、2019年には人口動態統計では自殺死亡者が2万人を切りました(19,425[男:13,668、女:5,757]人、ただし警察庁の統計では20,169人)。それでも15~39歳の死亡原因の第1位を占めており、まだまだ対策が必要なことは論を待ちません。加えて2020年の新型コロナウイルス感染症蔓延の影響による自殺者数の増加が懸念されます。

公衆衛生的な対策を検討する際には、まず実情の正確な把握が必要なことは言うまでもありません。筆者は当時、栃木県の自殺対策連絡協議会の会長をしていたこともあり、栃木県警察の自殺者に関する匿名データを解析する機会に恵まれました。2007年、2008年2年間で栃木県内で警察が対応した自殺死亡は1,166件で、男は50歳代が多かったのに対して女では30歳代から70歳代までほぼ同数でした。人口あたりの自殺件数は20歳代、30歳代で全国よりも高いことが判明しました。さらに、平日の早朝や午前10時前後が多く(図6-9参照)、原因・動機としては(1)健康問題、(2)経済・生活問題、(3) 家庭問題の順でした。

このような事実を元に、栃木県における自殺対策の課題として、(1) 学校保健や職域保健の充実、(2) ハイリスク者から目を離さないこと、(3) 自殺未遂経験者のハイリスク者としての対応、(4) 相談窓口の充実と住民への周知、(5) 身体疾患を持つ者の心のケア、(6) 精神疾患患者のケアの充実、の6点を提案し、これらのいくつかは実際の対策に生かされています。

中村好一，他．栃木県における自殺の実態：2007年、2008年の警察データの解析．日本公衆衛生雑誌 2010；57：807-815.

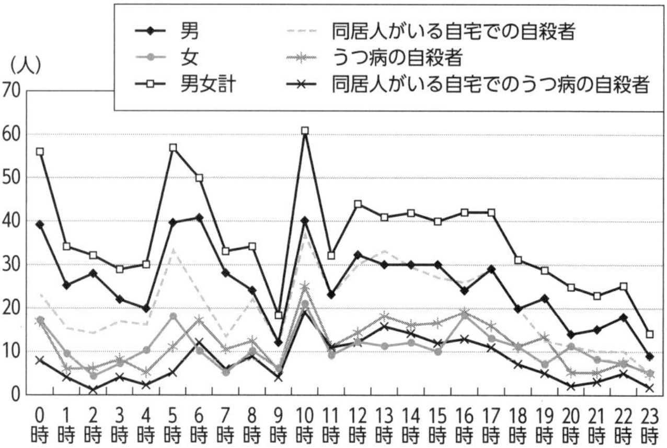

図6-9 時間別自殺死亡者数（栃木県、2007・2008年）

（12）自己申告型死亡記事の解析

地方紙の重要な記事に自己申告型死亡記事があります。遺族が新聞社に連絡し、死亡の事実、故人の情報、告別式などに関する情報などを掲載する欄です。都道府県庁や市町村役場の秘書課の職員の朝一番の仕事はこの欄に目を通し、必要な場合には必要な対応を取ることだそうです。

栃木の地方紙である下野《しもつけ》新聞は他紙と比較してこの欄が充実しています（図6-10参照）。筆者がこのことに関心を持ち始めてから、出張の度にその土地の地方紙の当該欄に目を通して確認してきました）。これをデータベースとして解析しました。観察期間は2011年~2015年の5年間です。観察期間の掲載死亡者の数は69,793人で、この間の栃木県全体の死亡数の67.6%に相当します。予想以上に高率でしたが、年々低下する傾向も観察されました。

おくやみ

県央

【宇都宮市】

◆田中　太郎さん（たなか・たろう＝元小学校教諭、元○○自治会長）８日、85歳。自宅は○○町。通夜は11日午後６時から、告別式は12日午前10時からともに○○町○丁目の○○葬祭会館で。喪主は長男一郎（いちろう）さん。

掲載項目（基本）

故人の氏名、経歴。故人の関係者の氏名と経歴、続柄。死亡日と死亡時年齢。通夜・告別式に関する情報。喪主の氏名との続柄。

図6-10　下野新聞「おくやみ」欄の例（架空のもの）

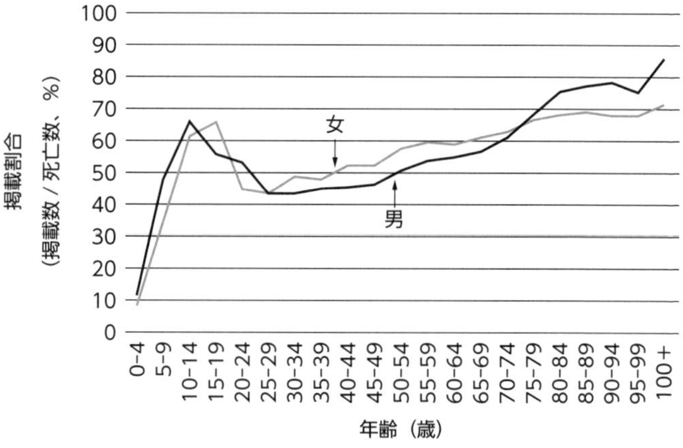

図6-11　下野新聞「おくやみ」欄掲載割合（性・年齢別、2011～2015年）

図6-11に示すように死亡時の年齢によって掲載される割合が異なりますが、性差はほとんど見られませんでした。死亡の原因は「老衰」の記載が人口動態統計での老衰死亡数よりも多く、一方で自殺はなく、死亡原因については妥当性が低いことが判明しました。死亡から告別式までの期間はほとんどが1週間以内で、最近都市部で問題となっている人口の高齢化に伴う火葬の順番待ち状態はまだ栃木では発生していませんでした。加えて、六曜の中の友引の日の告別式はなく（県内の火葬場がすべて友引の日が休日となっている影響もあります）、今後、栃木でも順番待ち状態が起こった場合には、一連の儀式のあり方の工夫で一定の対応が可能であることを示しました。

コホート研究などにおける死亡の確認の情報源として、限界を理解しながら活用可能であること、（疫学）研究の題材はどこにでもあること、公衆衛生の守備範囲の広さ（俗に「ゆりかごから墓場まで」と言われています。墓地埋葬法の所轄は厚生労働省です）、を示すことができたこと、などがこの研究の成果かもしれません。

中村好一，他．地方紙に掲載された自己申告型死亡記事．日本公衆衛生雑誌 2018；65：72-82.

6

この章の終わりに

以上、筆者がこれまで行ってきた研究の一部を紹介しました。疫学研究の奥の深さと、結果の応用の一端をご理解頂ければ幸いです。各研究では元となった論文を紹介しました。一部の論文の最後に付いているDOIはデジタルオブジェクト識別子（Digital Object Identifier）といい、ネット上での各論文の所在を示すものです。ネットブラウザ（Edge、Explorerなど）のURL入力欄に「https://doi.org/」の後にDOIを付けて入力すれば、当該論文のサイトに到着します。試してみてください。

第7章

これからの疫学

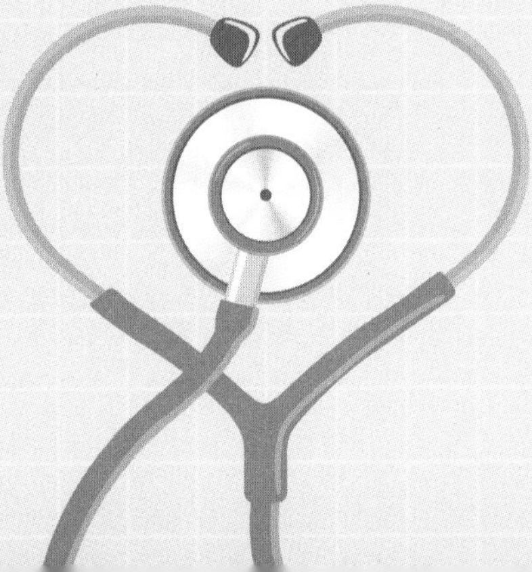

ここまで著者の経験を交えながら疫学研究の方法論を通じて疫学の紹介を行ってきました。本章では最後の仕上げとして、主として社会への適用に関して述べたいと思います。

疫学の社会への適用

疫学の最終目的は他の学問と同様に**真理の追究**ですが、その先（あるいは手前?）にあるのが**健康な社会の実現**でしょう。疫学データを元に疾患の予防や健康増進を図るという点です。

一口に**予防**といいますが、疫学、あるいは公衆衛生では3段階（あるいは4段階）に分けて論じるのが一般的です。1次予防は病気にかからないようにすること（一般的に考えられる「予防」に該当します）をいいます。減塩による高血圧の予防、予防接種などが該当します。疫学用語でいえば、罹患率や有病率の低下を目指したものです。2次予防は早期発見・早期治療で、検診が該当します。死亡率や悪化率の低下を目指したものです。3次予防は社会復帰や再発防止などを指します。以上が3段階ですが、この前にゼロ次予防として社会環境の整備を挙げる場合があります。公共の場での喫煙禁止などが相当します。これを加えると4段階となります。

癌に対してはこの分類がピタッと当てはまりますが、脳血管疾患や心疾患などの循環器疾患はやや複雑になります。例えば血圧に焦点を当てると、減塩や適正体重維持などで高血圧の１次予防を図り、検診による血圧測定で高血圧を早期発見し、悪化防止のために必要があれば降圧薬で治療するのが２次予防となります。ところが脳血管疾患（脳卒中）や心疾患（心筋梗塞など）に焦点を当てると、高血圧が危険因子であり、高血圧の治療はこれらの疾患に対しては1次予防となります。脂質異常症（以前は高コレステロール血症などといっていましたが、いわゆる善玉コレステロール［HDLコレステロール］が低いのも問題なので、これを含めて近年ではこのような表現を使っています）も同様です。血糖も同様で、適切な体重維持や日頃の運動習慣等により血糖上昇を抑えて糖尿病を予防することが1次予防、血糖値やヘモグロビンA1C等の測定により早期に糖尿病を発見して治療することが２次予防となります。一方で糖尿病の治療（コントロール）は糖尿病の３大合併症（目の症状、腎不全、神経症状）を防ぐために行うといっても過言ではなく、そういう意味では糖尿病のコントロールはこれら合併症の1次予防となります。

いずれにしても、すべての段階で疫学データが基礎となります。例えば国の「健康日本２１」（https://www.mhlw.go.jp/stf/seisakunitsuite/bunya/kenkou_iryou/kenkou/kenkounippon21.html）は疫学データを元に現状把握を行い、これに対して目標値を設定し、具体的な目標へのアプローチも基本的には疫学的な観察の結果が基礎となっています。一方で、国立がん研究センターでは一部のがん検診については、その根拠に疑問を呈しているものもあります（https://www.ncc.go.jp/jp/ncch/division/cancer_screening/about/gankenshin.html）。検診の有効性についても、発癌性の評価と同様に、科学的根拠（=疫学データ）に基づいて行うべきでしょう。

最後の実例

最後の章で筆者の経験例をもうひとつ紹介します。2020年の新型コロナウイルス感染症の流行で問題となった、患者収容のための病床の数についてです。

1897（明治30）年に制定された伝染病予防法は、1999年に感染症法（正式名称は「感染症の予防及び感染症の患者に対する医療に関する法律」）が施行されるまでは感染症対策の中心を成す法律でした。そこではコレラ、ペスト、日本脳炎など11種類の法定伝染病が規定されていて、法定伝染病に罹患した患者は市町村が設置する隔離病舎に市町村長が隔離することが規定されていました。しかし現実問題としては、法定伝染病の発生は頻繁にあるわけではなく、全国の市町村の隔離病舎（約1万人が収容できると言われていましたが、厚生省［当時］でも正確な数字は把握できていませんでした）

の約3分の1は倉庫として使用されている（逆にいうと、感染症に罹患した患者の収容には使えない状態）と言われていました。

伝染病予防法は前述のように明治時代に制定された法律で、患者の人権に対する配慮などは欠けていました。これを改めるために同法を廃止して新たに感染症を制定するに当たり、感染症を大きく4種類（現在は5種類）に分け、その中でも伝染病予防法での法定伝染病に相当する疾患を1類感染症と2類感染症に分け、2類感染症の患者は都道府県知事の入院勧告に基づき、第二種感染症医療機関で治療することが規定されました。現在では新型インフルエンザ等対策特別措置法により新型コロナウイルス感染症患者も2類感染症と同様の扱いとなっています。

そこで問題となったのが、第二種感染症医療機関であらかじめ準備しておく2類感染症などの患者を収容する病床数でした。2次医療圏（各都道府県で制定する医療圏で、全国で335圏域［2018年10月現在］）ごとに整備しておく病床数を規定するのですが、整備病床数が多すぎると無駄、少なすぎると患者が収容できない状態が発生します。適切な病床数（もちろん、2次医療圏内の人口に依存しますが）を出すように、との宿題を厚生省（当時）から頂きました。

さてどうしたものか、と半年ほど悩み続けましたが、あるときふと思いつき、それからはデータ収集（その当時は「政府統計の総合窓口：e-Stat（https://www.e-stat.go.jp/）」などはなく、教室の図書室から紙のデータを取り出してきましたが）と計算を3時間ほどで行い

7

ました。

具体的には1995年（その当時入手できた最新のデータ）に発生した法定伝染病患者の数と平均隔離日数（約14日間）で、これをもとに2次医療圏の人口と感染症患者数を設定し、ポアソン分布（普通の統計学の解説書に出ています）を仮定して、365日を通じて患者数が特定の人数を超える確率を計算し、その確率が0.05、0.01、0.001の3種類で計算しました。例えば人口30万人では1年間を通じて患者が3人以内に収まる確率は0.01、4人を越えて発生する確率は0.001以下、といったことを示しました。詳細は論文（中村好一、他．感染症患者収容のための必要病床数の算定に関する一考察．日本公衆衛生雑誌45巻12号：1137-1141ページ、1998年）をご覧下さい。

このような計算を元に厚生省は確率0.001の数を採用し、これが今日まで続いています。問題点は2つ。ひとつは果たしてこのモデルが正しいかどうかです。ポアソン分布は1人1人の患者の発生が独立（1人の患者発生が他人の発生に影響を及ぼさない）ということを前提としていますが、感染症でこのようなことはありません（だから、「感染症」なのです）。ただ、当時の法定伝染病の多くは単発発生で、集団感染はそれほどなかったのも事実です。さらに、2020年の新型コロナウイルス感染症蔓延の時と違って、個別のデータもありませんでした。もう1点はモデルに投入するデータの問題です。1995年のデータを使いましたが、過去10年ほどのデータを眺めて状況はほとんど同じであることを確認した上で、このようにしました。しかし、新型コロナウイルス感染症のように想定外のことが起こると一挙にモデルは崩壊するということです。この研究を行った当時の方法は今でも正しいと信じていますが、使用するデータの問題が結果を崩壊させるという大きな教訓を得ることができました。一方で、「では、今後はどのようにしたら良いのか?」ということについては、現在でもよく分かりません。

対策の進め方

図7-1をご覧下さい。米国での疫学研究の成果です。折れ線グラフは収縮期血圧が110mmHg未満の群に対する各血圧値群の虚血性心疾患（心筋梗塞や狭心症など）死亡の相対危険です。血圧が高いほど相対危険も高く、第4章で説明した量・反応関係の見事な例です。これだけ見ると、血圧の高い人ほど対策の必要性があると考えるのが普通です。これをハイリスク・アプローチといいます。一方で、灰色の棒グラフはそれぞれの血圧群の人数です。120-129mmHgをピークとした一峰性の分布を示しています。そうするとハイリスク・アプローチの対象となる人は集団の中でも少数となります。

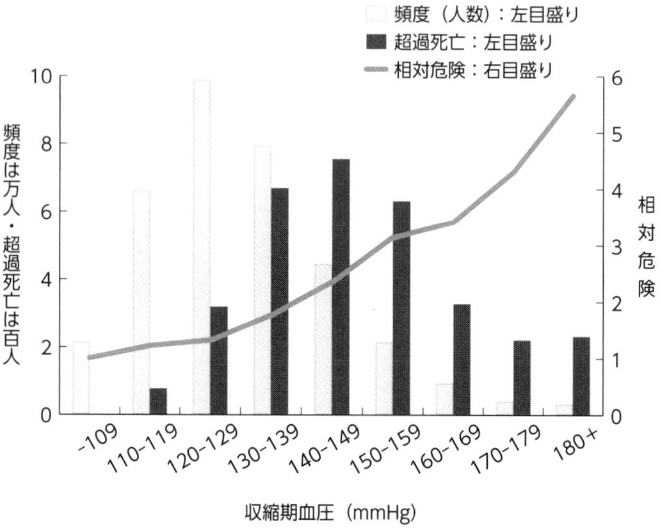

図7-1　収縮期血圧と虚血性心疾患死亡の関係（MRFIT）

一方で、第3章で説明した寄与危険を基にした超過死亡も、対象者が少ないためにハイリスク・アプローチ群では少なく、超過死亡の分布は相対危険はそれほど高くはありませんが対象者数が多い血圧が140-149mmHgのグループを頂点とした分布となります（図7-1の黒の棒グラフ）。このことから、ハイリスク・アプローチも重要だが、全体の血圧を低い方にシフトさせるポピュレーション・アプローチも併せて重要、ということが分かります（図7-2参照）。

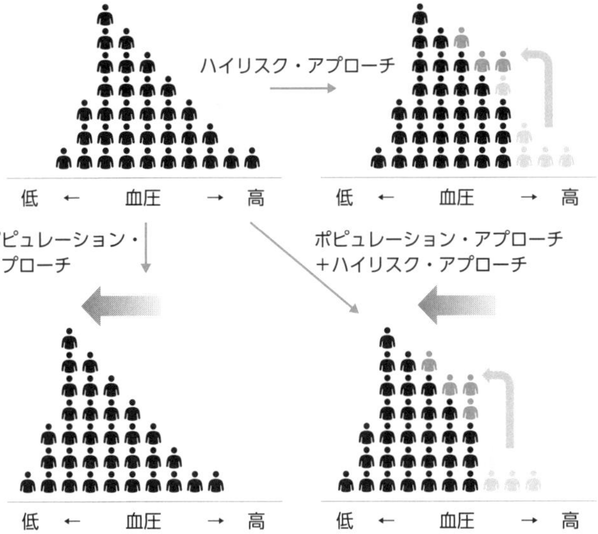

図7-2　ハイリスク・アプローチとポピュレーション・アプローチ

いわゆる慢性疾患（生活習慣病）ではポピュレーション・アプローチとハイリスク・アプローチの同時進行が一般的ですが、疾患によってはどちらか一方しか採用できないものもあります。例えば遺伝性疾患であればハイリスク・アプローチだし、感染症だと新型コロナウイルス感染症はポピュレーション・アプローチですが、性感染症はハイリスク・アプローチ（性的活動が盛んな者に対する対策）でしょう。

どのアプローチを採用するかの選択以前に、対策の対象とする健康状態の決定という作業が必要となります。財政的にも人材にも限りがあるので、対策の対象とする健康状態（疾患等）に優先順位を付けていく必要があるのです。概念的には疾患の重篤さ×疾患の頻度が大きなものほど優先順位が高いということになるのでしょうが、ここでも疾患に頻度測定ということで疫学データが重要な役割を果たすことになります。

今後の疫学

本書では古典的な疫学手法を中心に解説してきました。今後は情報通信技術（ICT）を活用したデータ収集や、いわゆるビッグデータの解析による疫学データの作成といったことが盛んになり、従来と比較して短時間に精度の高い結果を得ることができるようになるでしょう。しかしこの際に気をつけなければならないことが何点かあります。まず第1にICTを活用して対象者から直接データ収集を行うと、ICTが利用できる者しか対象とはならず、選択の偏りが生じます。ICTと言えるかどうか分かりませんが、最近の世論調査はコンピュータで無作為に選んだ電話番号に電話して行うというRDDという方法が一般的になっています。得られる結果は（1）電話（携帯電話を含む）を持っていて、なおかつ（2）このような電話に応答する人のみの者という点には充分に留意する必要があります。

また、ビッグデータは他の目的で収集されたデータであり、精緻な疫学調査で得られたデータと比較すると質は落ちます。従って、ビッグデータ解析で分かることと分からないことがあり、この点はきちんと峻別しなければなりません。「ビッグデータを解析すれば何でも分かる」（と、はっきりとはいわないが、これに近いことをいう「専門家」は結構います）という人は、詐欺師同然だと筆者は考えています。

最後に、現在のわが国の大きな健康課題の1つが健康格差です。このことは厚生労働省の健康日本21（第二次）の基本的な方向の筆頭に「健康寿命の延伸と健康格差の縮小」として挙げられていることでも分かります。当然のことながら、健康格差の実態は健康状態は経済状態に依存し、経済的弱者は健康状態が相対的に悪いということです（図7-3参照）。特にICTの活用は、ICTを利用できる比較的経済的に恵まれた人たちに焦点が当たる可能性があり、健康格差を拡大させる懸念があります。充分な配慮が必要でしょう。

7

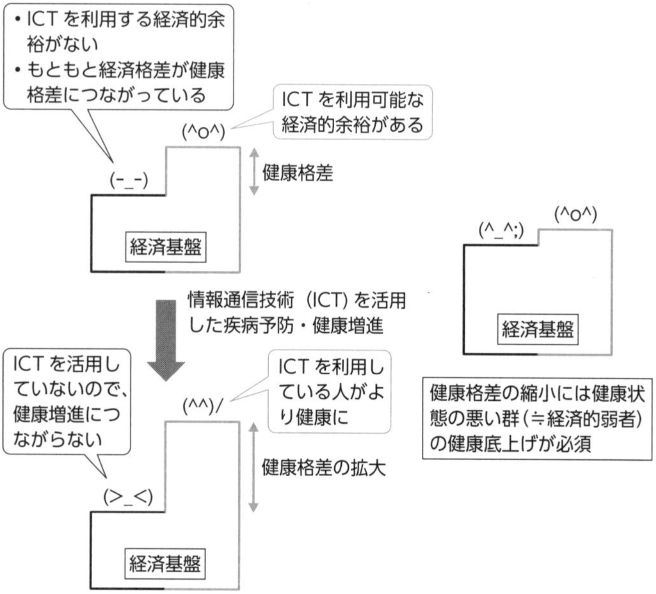
・ICTを利用する経済的余裕がない
・もともと経済格差が健康格差につながっている
(-_-)
(^o^)
ICTを利用可能な経済的余裕がある
健康格差
経済基盤
情報通信技術（ICT）を活用した疾病予防・健康増進
ICTを活用していないので、健康増進につながらない
(^^)/
ICTを利用している人がより健康に
健康格差の拡大
(>_<)
経済基盤
(^_^;)
(^o^)
経済基盤
健康格差の縮小には健康状態の悪い群（≒経済的弱者）の健康底上げが必須

図7-3　健康格差の拡大

索引

記号・数字

A

B

C

D

E

H

I

N

O

P

Q

R

執筆者紹介

◎ **中村　好一（なかむら　よしかず）**

1982年自治医科大学卒業。1992年テキサス大学公衆衛生学部修了。1998年慶應義塾大学法学部卒業。1982～1989年に保健所・県庁衛生部に勤務。その後自治医科大学教員、1999年より教授。著書に『基礎から学ぶ楽しい疫学』、『基礎から学ぶ楽しい保健統計』（以上、医学書院）など

知りたい！サイエンス

疫学《えきがく》とはなにか

データと理論《りろん》思考《しこう》で探《さぐ》る病気《びょうき》の原因《げんいん》と予防《よぼう》

2021年　4月29日　初版　第1刷発行

著　者　中村好一《なかむらよしかず》
発行者　片岡　巌
発行所　株式会社技術評論社
　　　　東京都新宿区市谷左内町21-13
　　　　電話　03-3513-6150　販売促進部
　　　　　　　03-3267-2270　書籍編集部
印刷・製本　昭和情報プロセス株式会社

定価はカバーに表示してあります。

ISBN978-4-297-11950-8　C0047
Printed in Japan

●装丁
中村友和（ROVARIS）

●本文デザイン、DTP、イラスト
株式会社トップスタジオ